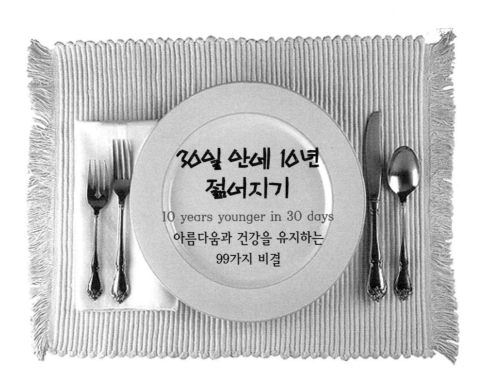

30일 안에 10년 젊어지기

10 years younger in 30 days

아름다움과 건강을 유지하는
99가지 비결

10 Jahre jünger in 30 tagen

(by Klaus Oberbeil)

10 Years Younger in 30 Days

This title is published by Verlag Gesundheit. Verlag Gesundheit is an imprint of
ECON ULLSTEIN LIST Verlag GmbH & Co. KG

Korean Translation Copyright ⓒ 2003 by Pyungminsa
Seoul, Korea
This Korean version is published by arrangement with
ECON ULLSTEIN LIST Verlag GmbH & Co. KG and Pyungminsa Publishing.

30일 안에 10년 젊어지기

10 years younger in 30 days

아름다움과 건강을 유지하는 99가지 비결

· · · · · · · · · · · · · ·

클라우스 오버벨 지음 · 이선영옮김

평민사

10 years younger in 30 days

차례 •••••••••••••••••••••••••••••
30일 안에 10년 젊어지기

❖ 젊고 아름다워지는 것은 쉬운 일이다 ———— 11

결체조직을 젊게 만드는 10가지 비결 ———— 15
1. 언제나 피부가 문제인 것은 아니다 • 16
2. 결체조직이 심각하게 도움을 필요로 할 때 • 18
3. 젊음을 유지하는 비결은 바로 결체조직 내에 있다 • 21
4. 셀룰라이트 문제 • 25
5. 흡연자가 처한 난관 • 28
6. 내면의 아름다움 • 30
7. 결체조직의 적, 유리기 • 32
8. 콜라겐에는 휴식과 잠이 필요하다 • 34
9. 결체조직에는 긴장과 운동이 필요하다 • 36
10. 콜라겐은 춥고 따뜻한 것 모두 좋아한다 • 38

아름다운 피부를 가꾸기 위한 10가지 비결 ———— 41
11. 피부는 다른 기관과는 다르다 • 42
12. 피부는 스스로 수분 크림을 만든다 • 44
13. 표피가 없다면 우리 몸은 1시간도 지나지 않아 말라버릴 것이다 • 46
14. 피부에는 유황이 좋다 • 48
15. 아름다운 외모를 가꾸는 데 중요한 또 다른 보조자 – 비오틴 • 50
16. 피부와 햇볕의 위대한 사랑 • 52
17. 햇볕에 아름답게 그을리는 비결 • 55
18. 혈액순환이 원활하면 피부는 젊어진다 • 57

19. 마른버짐에 관한 정보 • 60
20. 놀라운 자연산 화장품을 만들자 • 63

완벽한 머리카락과 손톱, 발톱을 위한 10가지 비결 ──── 67
21. 머리카락의 기적 • 68
22. 머리카락에 관한 중요한 비밀 • 70
23. 머리카락은 보호받기보다는 보호하기를 원한다 • 72
24. 머리카락에 필요한 영양분 • 75
25. 머리카락 세포에서 유리기를 쫓아내자 • 78
26. 본래의 머리색을 간직하자, 본래의 머리색을 되찾자 • 80
27. 윤기 있고 부드럽고 비듬 없는 머리– 머리는 어떻게 감아야 하나 • 83
28. 머리카락은 오히려 원시시대로 돌아가고 싶어 한다
     – 지나친 음식은 싫어한다 • 85
29. 쉽게 부서지는 손톱, 발톱, 그 이유는 무엇일까? • 87
30. 손톱(또는 발톱)에 필요한 것 • 89

튼튼한 뼈와 치아를 위한 완벽한 30일 프로그램 ──── 93
31. 뼈는 종종 불평하는데 우리는 듣지 않는다 • 94
32. 칼슘제를 복용하는 것은 아주 해롭다 • 96
33. 골격에 필요한 영양소 • 98
34. 햇볕이 뼈를 강하게 한다 • 100
35. 골다공증은 주로 여성에게 생기는 뼈질환이다 • 102
36. 뼈에 스트레스를 가하면 좋다 • 104
37. 웨이트를 사용하여 뼈를 튼튼히 하자 • 106
38. 관절을 보호하는 법 • 108
39. 진주 같은 치아로 아름다움을… • 111
40. 건강하고 아름다우려면 잇몸이 튼튼해야 한다 • 116

한 달 안에 자연스럽게 살 빼는 법 ──── 119
41. 엉터리 다이어트법과 터무니없는 약속은 잊자 • 120
42. 사람들은 어떻게 해서 뚱뚱해지나? • 123

43. 지방, 당분, 흰 밀가루식품을 함께 먹는 것이 가장 나쁘다 • 125

44. 성장호르몬은 수백 만 년 동안 지방을 태우는 가장 중요한 원료였다 • 127

45. 지방을 태우는 또 다른 요소-햇볕, 요오드, 과일 • 131

46. 저칼로리 식품은 살을 더 찌울 뿐 결코 빼주지 않는다 • 134

47. 지방의 일방통행 습관 • 137

48. 인슐린- 지방의 폭군 • 139

49. 지방 세포를 없애는 데 운동이 미치는 영향 • 142

50. 먹어야 할 음식과 피해야 할 음식 • 144

정신과 신경, 한 달 안에 더 행복해지는 법 —————— 147

51. 유전자에 들어있는 행복 코드 • 148

52. 불안과 두려움과 절망을 느끼는 이유 • 150

53. 뇌에 영양분을 공급하면 신경계는 매우 행복해한다 • 152

54. 제 2단계- 신경세포를 안정시키자 • 155

55. 행복은 작은 신경세포 소낭에서 나온다 • 158

56. 동물들처럼 일할 때와 쉴 때를 명확히 구분하자 • 162

57. 천국 같은 잠 • 164

58. 승자가 되는 법 • 167

59. 아인슈타인과 겨뤄볼까? • 170

60. 뇌세포에 구리가 많으면 해롭다 • 172

운동과 체형관리로 매력적인 삶 만들기 —————— 175

61. 멋진 근육 • 176

62. 근육에 대해 좀더 알아보면 • 178

63. 산소가 활기찬 생활을 만든다 • 182

64. 건강에는 철이 중요하다 • 185

65. 더 나은 체형을 위해서는 엄격한 영양조건을 충족시켜야 한다 • 188

66. 근육질을 형성하는 법 • 191

67. 물- 더 나은 체형을 위한 영양소 • 194

68. 바르게 걷는 법 배우기 • 196

69. 달리기는 몸의 모든 근육을 단련시키는 탁월한 운동이다 • 198

70. 수영은 달리기 다음으로 좋은 운동이다 • 200

젊음을 다시 찾을 멋진 경험, 그 30일 프로그램 ——— 203
71. 나이가 든다는 것은 벽에 걸린 달력과는 아무런 관계가 없다 • 204
72. 노화는 호모시스테인 물질 때문이다 • 207
73. 젊은 외모를 갖는 데 메타이오닌이 중요한 이유 • 210
74. 메타이오닌을 늘리는 법 • 212
75. 유리기를 조심해야 한다 • 215
76. 유리기로부터 자신을 보호하는 법 • 218
77. 젊음을 유지하는 기본물질– 핵산 염 • 222
78. 뇌의 노화 • 225
79. 태양이 젊음을 만든다 • 229
80. 새로운 목표를 세우자 • 231

튼튼한 심장과 원활한 혈액순환 ——— 235
81. 심장에 대하여 • 236
82. 놀라운 혈액순환 • 238
83. 또 다른 기적: 온몸을 흐르는 혈류 • 240
84. 콜레스테롤에 대하여 • 242
85. 고혈압과 동맥경화 • 246
86. 저혈압: 혈압이 너무 낮을 때 • 249
87. 정맥을 소홀히 해서는 안 된다 • 252
88. 정맥류성 정맥이 있어서는 안 된다 • 254
89. 혈류를 촉진하자 • 256
90. 혈액순환을 도와주는 또 다른 방법 • 259

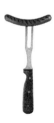

우리 몸의 기관과 소화계, 그 놀라운 세계 ——— 261
91. 우리 몸의 장과 건강 • 262
92. 위는 많은 일을 한다 • 264
93. 건강한 장은 아마존 밀림 같다 • 267
94. 세포에 영양이 부족할 때 • 270

95. 간- 몸 안의 가장 거대한 공장 • 273

96. 신장에 대한 새로운 사실 • 275

97. 불쌍한 췌장 • 277

98. 면역체계로 튼튼한 요새를 만들자 • 280

99. 본능-동식물에게서 배우자 • 283

❖ 새 천년을 위한 혁신적이고 탁월한 영양 프로그램 ───── 287

• 피해야 할 30가지 ───── 288

• 몸에 좋은 30가지 ───── 289

• 권장할 만한 아침식사 10가지 ───── 290

• 권장할 만한 점심 요리 재료 ───── 291

• 권장할 만한 저녁식사 10가지 ───── 292

• 건강간식 ───── 293

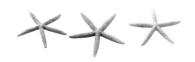

내가 이 책을 쓰는 동안 모든 것을 완벽하게 준비해 준
사랑하는 나의 동반자, 모니카에게 이 책을 바친다.

젊고 아름다워지는 것은 쉬운 일이다

모든 동식물은 거의 죽는 날까지 젊음과 아름다움을 간직한다. 새의 깃털이나 물고기의 지느러미, 사슴의 털 등은 죽기 며칠 전, 아니 심지어 몇 시간 전까지도 그 아름다움이 변치 않고 그대로이다. 나이 든 사슴의 세포를 현미경으로 들여다보면 갓 태어난 사슴의 세포만큼이나 건강하고 상처 하나 없다.

그러나 인간의 세포는 어떤가. 18세 소녀의 체세포를 첨단 현미경으로 들여다보면 건강하고 아름답다. 반면 45세 여성의 체세포는 보기 애처로울 정도로 축 늘어지고 수축되어 있다. 이처럼 덧없이 퇴색해져만 가는 인생에서 젊음과 아름다움을 되찾을 수 있는 방법은 없는 것일까?

동식물처럼 우리 인간도 여자, 남자, 어른, 아이 할 것 없이 모두가 건강하고 활기차길 바라는 것이 자연의 이치다. 그 이유는 강하고 건강한 생명체만이 강하고 건강한 유전자와 염색체를 먼 후세대까지 이어갈 수 있기 때문이다. 이렇게 함으로써 모든 생명체는 영원히 건강하고 아름다울 수 있으며 활력이 넘치고 당당해질 수 있다.

인간의 유전자에는 날씬한 몸매와 젊음을 유지하는 프로그램이 있으므로 우리 모두는 이에 따라 기꺼이 변하기만 하면 된다. 70조에 달하는 세포의 핵에는 대략 8만 개의 활성 유전자가 있는데 그 중 반이 쉴 새 없이 세포를 치료하고, 관리하고, 회춘시키는 일을 한다. 오직 건강한 세포만이 아름다운 치아와 눈 그리고 외모를 약속하며, 우리에게 행복과 활력, 젊음을 가져다준다.

동식물은 언제나 유전자의 잠재력을 100% 활용한다. 동식물은 스스로 적당한 영양분을 공급하고 세포핵 속에 있는 유전자의 명령에 따라 살아간다. 쐐기풀류나 개미의 경우 수만 년 전 이들의 선조처럼 스스로 영양분을 공급하면서 발달해 간다.

우리 모두는 이 사실을 통해 자연이 우리에게 확언한 매혹적인 약속이 무엇인지를 깨달을 수 있다.

"여자와 남자, 어른과 아이를 막론하고 우리 모두의 내부에는 더 젊고, 더 날씬하며, 더 활동적이고, 더 행복한 어떤 존재가 숨어있다. 그러므로 아름다움과 젊음을 유지하기 위한 대자연의 비밀계획을 알아내는 일만 남아있다."

자연의 비밀을 알아내기란 믿기지 않을 정도로 쉽다. 유전공학자와 세포 연구가들은 간단하지만 효과적인 프로그램을 찾아냈다. 세포 신진대사가 50~60% 내지는 80% 정도밖에 되지 않는다면 그 사람은 결코 원기 왕성할 수 없으며 어떤 낙관적인 생각도 할 수 없다. 왜 동식물처럼 세포 신진대사를 100% 활용하지 못할까?

이 책에서 소개하는 완벽한 아름다움을 위한 99가지 비결을 실천해 보자. 30일 안에 전혀 다른 새로운 인생이 시작될 것이다. 영양상태 좋고, 행복하고, 열정적인 70조의 세포들이 우리를 새 사람으로 만들어 줄 것이다.

10 SECRETS
FOR YOUTHFUL
CONNECTIVE
TISSUE

결체조직을
젊게 만드는
10가지 비결

1. 언제나 피부가 문제인 것은 아니다

우리는 주름살이 생기거나 목, 가슴, 배, 엉덩이, 허벅지 등의 조직이 수축하여 볼품없어질 때, 또는 쳐진 엉덩이 때문에 거울보기가 싫어질 때 피부가 늙는다고 생각한다.

그러나 약해지는 것은 피부가 아니다. 단지 피부를 탄력 있게 해주는 결체조직이나 콜라겐이 부족한 것이다. 결체조직이 예전처럼 회복되면 피부는 자연스럽게 아름다움을 다시 찾게 된다. 여기에 걸리는 시간은 겨우 몇 주, 아니 며칠이면 된다.

우리는 가끔 어떤 이유에서인지 며칠 사이에 다른 사람보다 자신이 몇 배 더 늙어 보이거나 젊어 보이는 것을 경험하곤 한다.

외모는 왜 이렇게 시시각각 변하는 것처럼 보일까? 심지어 어떤 경우는 1시간에도 여러 번 바뀌기도 한다. 잠자리에 들 때 눈이나 볼에 깊게 패인 주름살이 자고 일어나면 말끔히 사라져 매끄럽고 더욱 매력적인 얼굴이 되는 이유는 무엇일까?

그것은 자는 동안 결체조직이 회복되면서 활기를 되찾았기 때문

우리 기대와는 달리 늙어 보이는 것은
바로 결체조직이 약해졌기 때문이다.

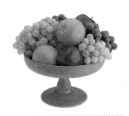

이다. 피부 상태는 언제나 똑같으나 피부를 보호해 주는 표피 바로
밑(겨우 0.5mm 밑)에 있는 콜라겐과 결체조직의 엘라스틴 섬유
(탄력 섬유)가 수십조에 달하는 미세한 효소의 작용으로 회복되기
때문이다.

2. 결체조직이 심각하게 도움을 필요로 할 때

체내에는 뼈, 기관, 피부, 혈관 등에 필요한 서로 다른 콜라겐이 8종류가 있다. 그러나 이들은 모두 똑같은 방식으로 회복되고 소모된다. 우리가 하루 종일 일하고, 앉고, 서고, 걷는 동안 결체조직은 많은 스트레스를 받게 되어 견고한 그물망으로 이어져 있는 긴 단백질 분자나 엘라스틴 섬유가 약해지기 쉬워진다.

10만 년 전 인류의 조상은 결코 하루에 3시간 이상 일하는 법이 없었다는 점을 상기하자. 나머지 시간은 그저 여기저기 거닐거나 농담이나 하며 아이들과 노는 것이 전부였다. 그 이후로도 전체 세포의 신진대사를 관장하는 활성유전자 8만 개는 하나도 바뀌지 않았다. 이는 40년 된 자동차가 쉬지 않고 전속력으로 수만 킬로를 달려온 것이나 다름없다. 결체조직은 그만큼 스트레스를 많이 받아온 것이다.

새 천년이 시작된 지 얼마 안 되어 과학자들은 놀라운 사실을 발견했다. 이것은 생물학적 시계를 되돌려 조금이라도 젊어지고 싶은 사람들에게 매우 유용한 정보였다. 그것은 결체조직이 힘과 탄

생기를 유지하고 생체 기관이 기능하는 데
필요한 모든 아미노산이
부족하면 피부는 늙고
콜라겐은 생기를 잃는다.
여기서 말하는 기관이란
심장, 간, 뇌, 신장이다.

력을 줄 뿐만 아니라 체내 기관의 단백질 보유량 중 25%를 공급한
다는 것이다. 이 사실은 기초단백질인 아미노산이 부족하면 몸은
부족분을 채우기 위해서 코끝에서 발끝까지 콜라겐을 있는 대로
먹어치운다는 뜻이다.

많은 사람들이 피부 상태를 걱정하는 이유가 여기에 있는 것이
다. 사실 70조에 달하는 세포에 필수아미노산을 충분히 공급하고
있지 못하다면 이 한 가지 이유만 봐도 하루 24시간 동안 불쌍한
콜라겐을 얼마나 혹사시킬지 알 수 있다.

콜라겐은 사람이 잠들면 휴식을 취한다. 얼마나 기분 좋고 편안
하겠는가! 바로 이 때 콜라겐은 생기를 되찾고 다시 원기 왕성해진
다. 자신을 괴롭히는 것이 아무 것도 없고 무엇보다 아미노산을 뺏
길 염려가 없다. 그래서 아미노산이 당신에게 아름답고 건강하며
생기 넘치는 외모를 선사하기 위해 열심히 일하는 시간도 하루 중
바로 이 때다.

미세한 효소들이 콜라겐 조직 내의 강한 엘라스틴 섬유를 가지

고 커다란 단백질 분자를 바삐 짜낸다. 이 일은 자고 있는 동안 일어난다.

콜라겐 효소가 이처럼 막중한 일을 하다니 얼마나 보람 있겠는가! "오! 우리는 이 사람이 더 젊고 매력이 넘치도록 도와줄 수 있다니 무척 행복해."

3. 젊음을 유지하는 비결은
바로 결체조직 내에 있다

하루에 섭취해야 하는 20종의 아미노산 가운데 결체조직을 젊고 새롭게 만드는 데 필수적인 아미노산은 프롤린과 글리신이다. 장에 있는 여러 영양소에서 이러한 기초단백질이 흘러나와 점막을 통해 혈액으로 스며든 후 체내 콜라겐이 있는 곳이면 어디로든 운반된다.

이 단백질은 콜라겐 합성세포인 수십억 개의 섬유아세포에 꼭 필요하다. 사람들이 이탈리아 요리나 맛있는 스테이크를 좋아하듯 섬유아세포는 프롤린과 글리신을 잘 먹는다. 섬유아세포는 능수능란한 솜씨로 혈액 중에서 이 두 가지 아미노산만 골라 1000개 가량을 한 자리에 모아 단백질 분자 1개를 만든다. 이렇게 만든 분자들이 긴 섬유에 묶여 그물처럼 얽힌다. 섬유질은 순수 단백질의 매우 견고하고 튼튼한 엘라스틴 섬유와 결합하여 조직을 더 탄력 있게 만든다. 이런 식으로 건강한 콜라겐은 밤에 생성되어 뛰어난 섬유아세포에 필요한 원료를 공급해 준다.

비결 3

밤새 섬유아세포가 젊은 콜라겐을 되찾을
수 있도록 도와주자.
섬유아세포에 필요한 것은 아미노산과
아연 그리고 비타민C이다.

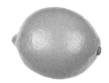

자신이 너무 빨리 늙는다고 생각하는 사람들은 대부분 아미노산
이 부족한 것이다. 영양단백질과 기초단백질인 아미노산은 다르
다. 다시 말해 위와 장이 영양단백질 덩어리를 완전히 분해하기가
어려워 결국 미세한 아미노산 외에는 남는 것이 없다는 뜻이다. 그
러므로 영양단백질을 최대한 아미노산으로 전환해야 한다.

《단백질을 아미노산으로 전환하는 법》

❧ 35살이 넘으면 대부분 위산이 충분하지 않아 고단백질 음식을 제대로 소화하지 못한다. 이 때문에 건강한 사람의 위산은 값비싼 페르시아 양탄자도 쉽게 태워버릴 정도로 산성이 강하다.

❧ 위산이 부족하면 영양단백질을 분해하지 못하여 분해되지 않은 단백질이 아래 장에서 썩고 부패한다. 이로 인해 설사나 가스 참, 변비 등 소화기 장애를 일으킬 수 있다. 이보다 더 심각한 것은 70조에 달하는 체세포에 아미노산을 충분히 공급하지 못한다는 것이다. 이런 상태가 계속되면 결체조직에서 필요한 기초단백질을 빼앗아 오게 되어 결체조직이 약해진다.

❧ 무엇보다 위산의 양을 늘려야 한다. 이 문제를 해결하는 방법은 간단하다. 식전에 레몬주스나 사과식초를 탄 물을 마시면 된다. 그러면 위 점액에 있는 세포에서 충분한 염산을 방출해 위액과 섞여 위산을 만들 수 있다.

❧ 식후 30~40분 이내에 아미노산이 체내 신진대사에 대거 유입되는데 특히 아미노산을 간절히 필요로 하는 결체조직의 섬유아세포에 잘 유입된다. 직접 확인해 보자. 24시간 이내에 얼굴이 더 건강하고 젊어 보일 것이다.

콜라겐에 아미노산인 프롤린과 글리신을 공급하는 것만으로 새로운 결체조직을 생성할 수 있는 것은 아니다. 자고 있는 동안 섬유아세포가 콜라겐을 서로 단단히 묶어 두기가 쉽지 않다. 더구나 이 과정에는 미량원소인 아연과 풍부한 비타민C가 필요하다. 아연과 비타민C 둘 다 효소를 공급하는 물질로 밤에 일어나는 모든 일을 실제 담당하는 작은 '요정'이다.

이런 아미노산을 많이 섭취할 수 있도록 식사하기 1~2분 전에 묽은 레몬주스나 사과식초를 마시는 습관을 들이자. 아연은 굴, 간, 계란 노른자위, 스테이크, 바닷가재 등과 밀, 호밀, 귀리, 보리, 메밀, 기장 같은 곡류에 많이 들어있다. 콜라겐을 빨리 되찾고 싶다면 영양보조제로 매일 아연제와 아스코르빈산 가루를 섭취하면 도움이 될 것이다. 이것은 약국이나 건강식품점에서 구입할 수 있다.

섬유아세포에 아미노산, 아연, 비타민C를 많이 공급할수록 이런 말(때로는 질시 섞인 말)을 더 많이 들을 것이다. "너, 너무 젊어졌다! 지난번 만났을 때보다 10년은 젊어진 것 같네. 어디 좋은 곳에라도 다녀왔니?"

4. 셀룰라이트 문제

셀룰라이트(일단 살이 찌기 시작하면 온몸이 잘 붓고, 허벅지와 배 등 특정 부위의 살이 좀처럼 빠지지 않는다. 지방세포를 둘러싼 섬유질, 즉 셀룰라이트 때문이다. 셀룰라이트란 지방이 몸 전체에 고루 퍼지지 않고 허리, 엉덩이, 허벅지 등 특정부위에 뭉친 것을 말한다. 피부와 근육층 사이엔 수많은 지방세포가 존재하는데, 이 피하지방층이 너무 커지면 피부의 탄력성을 유지하는 데 관여하는 지지 띠가 밀려 나가면서 피부 표면에 골이 파이며 울퉁불퉁해진다. 이런 셀룰라이트가 계속 축적되면 혈액과 림프계의 흐름이 나빠지고, 섬유질이 지방을 꽉 에워싸고 있기 때문에 식이조절이나 운동으로도 지방을 분해하기가 어렵게 된다.)는 피부 문제가 아니라 결체조직의 문제다. 혹시 다이어트 광고를 보고 제품을 주문해 안내서에 따라 마사지하고 안마하고 마사지 크림도 발라보았지만 별로 효과를 보지 못한 사람이 있을 것이다. 그런데 왜 동물은 셀룰라이트로 고생하지 않을까? 그 이유는 동물은 스스로 올바른 영양공급을 하며 알맞게 살기 때문이다. 그렇다면 동물을 따라하면 되지 않겠는가? 그것만큼 쉬운 일도 없다.

셀룰라이트는 여성에게 흔히 나타난다. 그것은 여성이 남성보다 유전적으로 지방을 더 쉽게 축적하기 때문이다. 태아를 보호하고 영양분을 공급하려면 더 많은 지방이 필요하므로 지방을 저장해 놓을 필요가 있는 것이다.

또한 여성의 표피는 대개 남성보다 더 얇고, 진피(표피 아래 층)에 있는 지방세포는 남성과 달리 매우 약한 막으로 구분되어 있다. 이 막은 얇고 손상되기 쉽다. 여성의 경우 특히 허벅지와 엉덩이 피부에 있는 지방세포가 다른 부위보다 더 큰 데다가 더욱 심각한 문제는 이런 지방세포가 위를 향해 곧게 서서 볼트처럼 발달한다는 것이다. 허벅지와 엉덩이의 지방세포와 지방조직 내에 지방이 많이 쌓일수록 과도하게 발달된 지방볼트가 얇은 표피를 뚫고 밖으로 나온다. 이처럼 돌출되는 숫자가 증가하면 이른바 오렌지 피부라 부르는 증상이 나타나는 것이다.

《셀룰라이트를 치료하려고 다이어트를 해서는 안 된다》

❖ 다이어트는 안 그래도 얇은 결체조직을 더 약화시킬 뿐이다. 표피를 압박하는 경질의 지방세포가 생겨나면서 셀룰라이트 증상을 더 악화시킨다.

❖ 셀룰라이트를 없애거나 줄이려면 우선 결체조직을 강화해야 한다.

❖ 다음으로 체내 지방을 줄여야 한다. 세포 연구가와 분자 생물학자 덕분에 이 방법의 효과가 증명되었고 이는 이 책 후반부에 다시 언급될 것이다.

비결 4

결체조직이 건강해지면 셀룰라이트 문제를 치료할 수 있다.

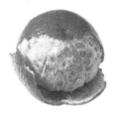

5. 흡연자가 처한 난관

담배를 끊기란 쉬운 일이 아니다. 하루에 20개피씩 피우다가 10개피로, 10개피에서 4~5개피로 줄이는 것도 어려운 일이다. 사람들은 이른 아침부터 늦은 밤까지 과중한 스트레스에 시달린다. 아이들 돌보랴, 남편이나 아내 챙기랴, 서둘러 일 끝내랴, 집안일 하랴, 그날그날의 일 처리하랴…… 사정이 이런데 하루에 담배 1~2개피가 그리 대수인가?

의사들은 담배가 해롭다고 한다. 물론 맞는 말이다. 담배는 몸뿐 아니라 마음도 중독시킨다. 사람들은 담배로 스트레스를 풀려고 한다. 담배를 피우는 사람들의 몸은 니코틴을 원하기 때문에 담배를 피우면서 흡연자는 잠시나마 만족감을 느낀다.

담배는 어쨌든 몸과 마음에 해롭다. 담배는 몸 안의 영양분을 빼앗아 간다. 우리 몸의 면역체계는 담배에 들어 있는 독성 타르와 니코틴이 몸 안에 들어오면 무조건 중화시키는데 이 과정에서 몸에 중요한 비타민C 25g을 소모하게 된다. 그러니까 담배는 순전히 독이다. 담배가 해롭지 않다면 대자연은 담뱃잎이 숲이고 들판이고 어디에서나 자랄 수 있게 했을 것이며, 담배가 해롭지 않다면 여우나 사슴, 독수리, 버팔로 등이 새끼를 낳은 후 담배 한 대 입에 물고 돌아다니지 않았을까?

담배가 건강에 너무도 해롭다는 말이 혹시 귀에 거슬릴지도 모르겠다. 그러나 담배가 심각한 건강 문제를 낳고 있다는 사실을 잘 알면서도 여전히 수백만 명의 흡연자가 있고 그 중에는 골초도 많다.

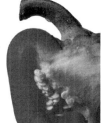

비결 5

흡연자는 비타민C를 많이 섭취해야 한다. 이를 위해서는 신선한 과일과 비타민C 보조제를 많이 먹어야 한다.

앞서 결체조직을 젊게 만드는 데는 비타민C가 필수라는 말을 했다. 흡연자들의 윗입술과 눈 밑에 잔주름이 느는 것은 당연하다. 그 이유는 일일 영양분 섭취로 얻어지는 비타민C가 모두 타르와 니코틴의 독성을 없애는 데 쓰이기 때문이다. 그 결과 결체조직이 콜라겐을 유지하는 데 필요한 중요한 효소를 제대로 공급받지 못하게 된다.

그러므로 흡연자에게는 더 많은 비타민C가 필요하다.

흡연자들은 아침에 반드시 과일을 먹도록 하자. 바나나 1개, 키위 1개, 사과 반쪽을 먹기 좋게 썰어서 해바라기 씨 1스푼과 크림을 넣어 먹는다. 여기에 신선한 오렌지를 갈아 만든 주스 한 잔을 곁들이면 하루 담배 2가치의 독을 없앨 수 있을 것이다.

만약 결체조직이 말을 할 수 있다면 아마 고맙다고 할 것이다. 젊음과 아름다움을 유지하는 데는 비타민C가 꼭 필요하니까.

6. 내면의 아름다움

외면이 아름다우면 내면도 아름답고 외면이 아름답지 못하면 내면도 아름답지 못하다는 것이 일반적인 생각이다. 잇몸출혈로 고생하고 있다면 혈관이 약한 것이므로 체내에서도 출혈이 일어나고 있다는 것이다. 더 정확히 말하자면 정맥과 동맥에 충분한 영양을 공급하지 못하고 있다는 것이다. 체내에 아미노산이 부족하면 얼굴, 뺨, 가슴, 목 그 밖의 다른 곳까지도 아미노산 형태의 단백질이 부족할 것이다.

글리코스아미노글리칸(선형[線型]의 이질 다당류[異質 多糖類]의 총칭)을 예로 들어보자. 과학자들만이 이런 복잡한 말을 만들 수 있을 것이다. 이 분자는 미(美) 분자로 이 분자가 많을수록 젊어진다. 글리코스아미노글리칸에는 콜라겐에 필요한 물이 들어있다. 콜라겐은 물이 부족하면 수축한다. 프롤린과 글리신 같은 아미노산, 아연 같은 미량원소 그리고 비타민C가 풍부한 사과 천 개를 섭취해도 별 도움이 안 될 것이다. 영양분을 잘 섭취하면 결체조직은 언제나 황홀경에 빠진다. "우리는 너무 행복해요, 믿기지 않을 만큼 행복해요." 바로 이 순간 결체조직은 또한 물이 필요하다고 느낀다. 지금 바로 시험해 보자. 손가락으로 볼을 눌러본다. 볼이 고무공처럼 튀어나오면 결체조직의 상태가 좋은 것이다. 이 실험을 통해 결체조직이 특정기능을 수행하는 데에는 물이 필요하다는 것을 알 수 있다.

비결 6

음료를 많이 마시자. 결체조직뿐만 아니라 내부 기관도 좋아질 것이다.

글리코스아미노글리칸에는 중요한 요소인 물이 들어있다. 모든 콜라겐은 이 중요한 분자 속에 파묻혀 있다. 결체조직을 젊게 만드는 기본 물질이 몇 개 있다. 다음에 아름다운 피부에 관하여 다룰 때 이를 좀더 알아보기로 하자.

차에 휘발유가 없으면 아무런 쓸모가 없다. 결체조직에 있는 글리코스아미노글리칸도 마찬가지다. 여기에는 물이 언제나 차 있어야 하며 물이 부족하면 급히 채워야 한다. 사람들은 피부에 주름이 생기는 것을 싫어하면서도 결체조직이 흐늘흐늘해진다는 사실을 알지 못한다. 주름이 지는 이유는 단순히 물을 많이 마시지 않기 때문이다. 나이가 들수록 특히 콜라겐에는 물이 많이 필요하다. 마시는 습관을 들이자. 과일이나 야채주스(직접 갈아 마시는 것이 가장 좋다), 물, 광천수, 녹차 등을 자꾸 마셔야 한다.

결체조직이 좋아지면 분명 내면에 감추어진 아름다움을 보여주는 것으로 우리에게 보답할 것이다. 다시는 콜라겐을 생각하지 않게 될 것이다.

7. 결체조직의 적, 유리기

유리기(遊離基, 짝 짓지 않은 전자)는 약한 결체조직만을 공격대상으로 삼는 적이다. 신문이나 잡지에서 많이 접했기 때문에 사람들은 유리기는 무조건 나쁘다고 생각한다.

유리기가 결체조직과 생체기관에 매우 해롭다 하더라도 전적으로 나쁜 것은 아니다. 약 5억 년 전 대자연은 이렇게 말했다. "내가 이 땅에 바라는 것은 건강하고 생기 있는 동식물이다. 모든 피조물 중에서 오직 건강한 종만이 지속적으로 발전할 것이다."

그래서 대자연은 유리기를 창조했다. 그리고 유리기에게 다음과 같은 임무를 주었다. "이 땅에서 너희가 할 일은 병들었거나 누가 봐도 잘 살지 못할 것 같은 것은 모두 다 죽이는 것이다." 가을이 되면 나무에서 잎이 떨어지는데 반은 색이 바래 시들고 나머지 반은 여전히 싱그럽고 푸르다. 얼마 후 다시 돌아와 그 잎을 보면 모두 갈색으로 변해 죽어있음을 알 수 있을 것이다. 유리기가 살아남은 녹색 식물의 세포를 죽인 것이다. 그러면 대자연은 말한다. "잘했다, 애들아. 훌륭히 해냈구나."

유리기는 매우 공격적인 분자로 동식물과 인간의 세포에서 약하고 손상되기 쉬운 것을 골라 파괴한다. 그러나 유리기는 건강하고 철저히 보호받는 세포는 전혀 건드리지 않는다. 이 경우 유리기는 조용히 물러나 다른 희생자를 찾는다.

면역체계가 결체조직을 보호하는 한 유리기는 악한이라기보다는 친구로 콜라겐에 어떤 해도 입히지 않는다.

콜라겐이 젊고 건강하도록 보호해 주는 물질이 4가지 있다. 그것은 비타민A, 비타민C, 비타민E 그리고 미량원소인 셀레늄이다. 비타민A나 비타민A의 이전 단계인 카로틴은 살구, 복숭아, 호박, 메론, 딸기류, 파프리카, 토마토, 시금치, 당근, 양배추, 브로콜리, 파, 차드, 샐러드그린, 녹색 완두콩, 콩, 아보카도, 그리고 간 등에 많다. 신선한 과일에는 비타민C가 많은데 특히 키위, 자몽, 레몬, 신 사과 등 산도가 높은 과일에 많다. 모든 식물류에는 비타민E가 풍부하다. 셀레늄은 모든 곡식이나 시리얼, 현미(가공하지 않은 쌀), 버섯, 아스파라가스, 마늘, 치즈, 계란, 간 등에 많다. 이 4가지 산화방지제는 약국이나 건강식품점에서도 구입할 수 있다.

비결 7

비타민A, 비타민C, 비타민E와
셀레늄으로 손상되기 쉬운
결체조직을 보호하자.

8. 콜라겐에는 휴식과 잠이 필요하다

　왜 잠을 자면 몸이 회복되는 것일까? 그 이유는 잠자는 동안 혈액순환이나, 심장박동, 두뇌활동 등은 느려지지만 이와 반대로 장은 더욱 왕성한 활동을 하기 때문이다.

　장은 필수 영양분을 점액을 통해 혈액에 공급하며 나아가 세포에도 운반한다. 이 운반된 영양분에는 비타민, 미네랄, 미량원소, 지방산, 포도당, 아미노산, 핵산 등이 들어있다. 낮에 활동했던 세포는 새로운 세포로 교체되는데 이러한 세포교체는 특히 결체조직에서 활발히 일어난다. 이것은 콜라겐이 회복하고 활력을 되찾는데는 잠과 휴식이 중요하다는 것을 뜻한다.

　저녁이나 심지어 밤늦게까지 깨어있다면 70조의 체세포는 혈액에 운반되어온 영양분을 계속 요구할 것이고 그러면 콜라겐의 기능은 떨어지고 말 것이다. 또한 아름다움과 외모에 잠이 중요한 이유가 하나 더 있다. 면역체계와 콜라겐은 어떻게 보면 쌍둥이나 다름없다. 둘 다 낮에는 영양분을 잃다가 휴식이나 잠을 통해서 원기를 회복한다.

비결 8

잠을 자거나 휴식을 취하면 결체조직은
회복된다.

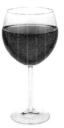

면역체계를 회복하는 법과 활력을 되찾아주는 잠에 대해서는 다
음에 더 설명하기로 하자.

9. 결체조직에는 긴장과 운동이 필요하다

 등받이가 높은 의자에 앉아 아무 일도 하지 않으면 콜라겐에 전혀 도움이 되지 않는다.

 들판이나 숲에 가만히 앉아 있는 것이 자연법칙이라면 동물들도 그랬을 것이다. 그러나 콜라겐은 일하기를 원한다. 일을 통해 스스로 얼마나 단단하고 견고한지, 그리고 얼마나 매력적인지 확인하고 싶어한다.

 과학자들은 동물원에 있는 새와 원숭이의 결체조직 세포를 야생에 있는 것들과 비교해 보았다. 그 차이는 엄청났다. 동물원의 새와 원숭이의 경우 어린 새끼조차도 야생에 사는 새나 원숭이에 비해 콜라겐이 나쁘고 힘이 없으며 약해져 있었다. 그러니 앵무새가 하루 종일 처량하게 그네에 앉아 있는 것도 당연하다. 아마 이 앵무새의 콜라겐은 이렇게 말할 것이다.

 "왜 우리가 이처럼 강하고 매력적이 되려고 애쓰는 거지? 우리 주인님인 앵무새는 바보같이 하루 종일 그네만 타도 만족감과 행복감을 느끼고 있잖아."

비결 9

지금부터 엘리베이터와 에스컬레이터는 단지 내려갈 때만 탈 뿐 올라갈 때는 절대 타지 말자.

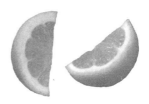

육체 운동은 종류에 상관없이 결체조직에 힘과 활력, 에너지를 가져다준다. 단 몇 분을 하더라도 운동은 세포의 신진대사를 100%까지 끌어올린다. 가장 좋은 것은 신선한 공기를 마시며 5분 정도 걷거나 뛴 후 바로 자몽주스 한 잔을 마시는 것이다. 여의치 않은 경우 실내운동도 괜찮다. 창을 활짝 열고 텀블린에서 뛰거나, 윗몸일으키기, 스트레칭, 에어로빅 등 자신이 좋아하는 운동을 하면 된다. 그러면 아마 콜라겐 세포가 우리에게 정말 고맙다고 할 것이다. 약간의 운동이 바로 콜라겐이 찾고 바라던 것이다.

10. 콜라겐은 춥고 따뜻한 것 모두 좋아한다

우리는 야생의 동식물, 심지어 하찮아 보이는 길가 잡초에게서도 많은 것을 배울 수 있다. 동식물은 온도변화를 이용해 유전자에 생기를 불어넣는다. 우리 인간도 할 수 있다.

사람은 단지 온도를 섭씨 16도니 17도니 대략 측정하지만 피부는 이보다 더 정확하게 감지한다. 피부는 대단히 민감한 안테나로 아주 미미한 온도 변화에도 반응한다. 피부가 아주 작은 변화도 신경과 뇌에 알리면 신경과 뇌는 세포나 조직, 특히 콜라겐을 자극한다.

우리의 결체조직은 10~20만 년 동안 하나도 변하지 않았다. 결체조직은 태양과 폭풍, 눈과 열, 비와 서리, 안개와 따뜻한 기온에 노출되면서 발달해 왔다. 말하자면 온도변화에 단련되어 온 것이다.

우리의 할머니들은 이렇게 말하곤 하셨다. "내가 어렸을 때 부엌은 정말이지 따뜻하고 포근한 곳이었지. 현관은 물론 거실조차도 추웠기 때문에 별로 있고 싶지 않았거든. 더구나 화장실은 또 얼마

비결 10

하루에 한두 번 찬물과 더운물을 번갈아 샤워하면 결체조직이 좋아진다.

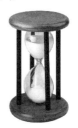

나 추웠다고. 그래서 될 수 있는 한 부엌에 있고 싶어했단다.”

이러한 온도변화는 결체조직이나 피부에는 아주 좋다. 집에 차가운 곳과 따뜻한 곳이라는 ‘기후구역’을 설정해 놓자. 그리고 산책할 때는 옷을 너무 두텁게 입지 않는 것이 좋다. 피부나 얼굴의 결체조직이 찬 공기에 적응토록 해야 한다. 침실을 마치 공장의 보일러실처럼 덥게 해서는 안 된다.

《30일 이내에 결체조직을 젊고 강하게 만들 수 있다》

❧ 식전에 레몬주스나 사과식초를 마심으로써 콜라겐에 아미노산을 충분히 공급한다.

❧ 비타민C가 풍부한 신선한 과일을 많이 먹는다. 30일간 아연제를 섭취한다.

❧ 패스트 푸드는 피하고 콩 제품과 야채를 많이 먹는다.

❧ 담배를 끊는다.

❧ 음료를 많이 마신다. 결체조직에는 물이 필요하다.

❧ 30일간 산화방지제를 복용한다.

❧ 평소보다 1시간 더 휴식을 취하거나 잠을 잔다.

❧ 매일 운동한다. 운동시간이 5분 정도라면 횟수를 하루에 2번으로 한다.

❧ 하루에 적어도 한 번은 차가운 곳에 피부를 노출시킨다.

❧ 샤워를 할 때는 찬물과 더운 물을 번갈아가며 함으로써 체온에 변화를 준다.

10 SECRETS
FOR
BEAUTIFUL
SKIN

아름다운 피부를
가꾸기 위한
10가지 비결

11. 피부는 다른 기관과는 다르다

그렇다. 피부도 기관이다. 피부는 세 겹으로 되어 있다.

1) 표피: 혈관이 없고 두께가 0.1mm이다.
2) 상피: 표피 아래 있는 것으로 결체조직이 풍부하다.
3) 내피: 주로 결체조직과 지방으로 구성되어 있다.
　　　　두께는 25mm 정도이다.

피부는 사람의 몸에서 가장 크고 무게가 나가는 기관이다. 피부는 몸무게의 15%를 차지한다.

얼굴에 있는 손톱만한 점에는 혈관 0.9m, 땀샘 120개, 기름샘 20개 , 모낭샘 50개, 신경섬유 4.5m, 피부를 매력적으로 검게 태울 때 중요한 색소 세포 수천 개, 림프혈관 1.8m, 촉감과 아픈 느낌에 작용하는 말초신경 30개가 들어있다. 하루에 피부는 2리터나 되는 땀을 분비하는데 아주 더운 날이면 이보다 훨씬 더 많은 양의 땀이 흐른다.

비결 11

피부는 언제나 외부세계로 통하는 경계에 있다. 피부가 몸을 보호하는 만큼 우리도 피부를 보호해야 한다.

피부는 외부세계로 이어주는 길목이자 경계선이기 때문에 매우 복잡하고도 어려운 일을 수행해야 한다. 피부는 열, 추위, 태양광선, 박테리아, 그 밖에 병원균을 막아준다. 더 나아가 피부는 아무리 부딪치고, 찔리고, 가렵고, 고통스러워도 주위 환경과 접촉해야 한다.

12. 피부는 스스로 수분 크림을 만든다

피부는 화장품 가게나 약국에서 살 수 있는 것보다 훨씬 뛰어난 수분 크림을 생성한다. 자연은 보이는 곳이 모두 전쟁터를 방불케 한다. 피부도 예외는 아니다. 수억 마리의 박테리아와 진균류, 바이러스, 기생충, 미생물들이 어떻게 해서든 몸 안으로 들어오려고 피부와 치열한 싸움을 벌인다.

이들을 물리치기 위해 피부는 뛰어난 보호막을 만든다. 이 보호막은 산성이 매우 강해서 이러한 미생물들을 죽이거나 적어도 놀라 달아나게 한다. 사람의 피부를 맛으로 표현해 본다면 아마 산성 때문에 약간 신 맛이 날 것이다.

피부는 자신의 군대로 이 보호막을 형성해 훨씬 더 강력한 요새를 구축한다. 이른바 '좋은' 박테리아와 진균류를 투입하는 것이다. 이들은 철저한 무장과 훈련으로 몸에 해를 끼치려는 침입자를 보기 좋게 격퇴시킨다. 피부를 잘 보호하기만 해도 그 자체가 사실상 병원균에 대한 면역체 역할을 해줄 수 있으므로 우리는 그리 쉽게 피부병에 걸리지는 않을 것이다.

피부는 스스로 수분과 보호막을 생성한다. 괜히 질 낮은 클린저를 사용하여 그 보호막을 벗기는 일이 없도록 하자.

이 때문에 비누나 클린저, 크림, 연고, 심지어 색조를 잘못 사용해도 쉽사리 피부가 상하지 않는 것이다. 피부는 절대 이런 것을 용납하지 않는다. 클린징크림을 바르고 화장솜으로 닦았을 때 금세 더러워지면 그 클린징크림의 효과가 뛰어나다고 생각하는데 그것은 잘못된 생각이다. 오히려 그와 반대이다. 사실 이 '먼지' 입자들이 대부분 피부를 보호해 주는 놀라운 보호막이다. 오래된 땀 축적물, 냄새나는 피지, 죽은 단백질 찌꺼기, 죽은 피부 껍질, 이 모든 것이 '좋은' 박테리아와 기생충이 사는데 완벽한 환경인 것이다.

그러므로 반드시 피부에 알맞은 클린저나 비누를 사용해야 한다. 약사나 미용 전문가와 상의하는 것이 좋다.

13. 표피가 없다면 우리 몸은 1시간도
지나지 않아 말라버릴 것이다

표피는 콘크리트 벽과 같아서 병원균이 잘 뚫지 못한다. 동시에 표피는 몸에 이로운 박테리아, 바이러스, 효모, 진드기 등이 살기 좋은 비옥한 토양과도 같다. 어느 과학자에 따르면 표피 1㎠ 내에 피부를 보호해 주는 이러한 미생물이 70만 마리 이상이 있다고 한다. 정말 놀랍지 않은가!

껍질을 형성하는 세포인 케라티노사이트(각질세포)는 꽤 영리하다. 이 세포는 침입자를 판별하고 류킨과 같은 면역물질을 방출한다. 각질세포는 림프세포를 활성화시켜 염증을 일으킨다. 예를 들어 모기에 물렸을 때 이런 작용이 일어난다. 염증은 침입한 독과 싸운다. 이 때문에 표피를 잘 관리해야 한다.

비록 표피에는 혈관이 없지만 충분한 영양분이 있어야 한다. 그렇지 않으면 더 이상 물을 흡수하지 못하게 된다. 건강하고 영양분이 충분한 표피는 무게의 3배나 되는 물을 흡수한다. 과일, 야채, 곡류, 그 밖에 몸에 좋은 식품을 제대로 먹지 않으면 표피에 영양을 제대로 공급하지 못하게 된다. 그러면 많은 물을 흡수하여 자체

비결 13

올바르게 영양을 섭취하면 장이 활발히 움직여 피부를 젊게 만든다.

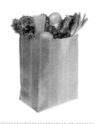

수분크림을 생성하는 놀라운 능력도 상실한다.

더 심각한 문제는 표피가 몸에 필요한 일정량의 물을 유지하는 능력을 상실하는 것이다. 그로 인해 땀을 많이 흘리게 되고 그만큼 몸에서 물이 빠져 나간다. 그러면 결체조직, 근육, 샘 등이 약해져 실제 나이보다 더 늙어 보이게 된다.

표피는 비록 대부분 케라틴이라 불리는 죽은 껍질 세포로 구성되어 있지만 외부에서가 아니라 신진대사를 통해 탄력성을 키운다. 그러므로 표피는 생각보다 훨씬 더 우리가 먹는 음식에 영향을 받는다는 것을 알 수 있다.

14. 피부에는 유황이 좋다

프롤린과 글리센이라는 2개의 아미노산으로 구성된 결체조직과는 달리 표피에는 20종의 아미노산이 들어있다. 이 가운데 특히 하나가 중요한데 시스테인(유황함유 아미노산)이 그것이다. 이 기초단백질은 막 생성되어 싱싱한 유황을 피부로 운반해 준다. 유황이 없으면 피부는 불타는 태양 아래 사하라 사막에 있는 것보다 더 빨리 말라버릴 것이다.

공룡같이 커다란 동물이나 인간이 진화하면서 처음에는 별것 아니었으나 시간이 흐를수록 심각해진 문제가 하나 있다. 바로 어떻게 하면 자외선을 차단하느냐의 문제다. 해답은 유황이다. 유황은 수분이 많고 지질이 풍부한 표피를 보호해 줄 수 있는 훌륭한 장벽이다.

그러나 유황은 모든 성분 중에 가장 다루기 어렵다. 다른 성분과는 달리 체세포 내로 들어올 생각을 않는다. 그렇다. 유황은 게으르다. 이는 의심의 여지가 없다. 게다가 유황은 영리하다. 그래서 언제나 가만히 있으면서 누군가가 모셔가기를 바란다. 더구나 유

황은 택시를 싫어한다. 오직 화려
한 리무진, 즉 아미노산 메타이오
닌과 타우린 그리고 시스테인만
을 받아들일 뿐이다. 이 점은 분
명하다. 다이어트할 때 특히 단백
질이 풍부한 음식을 먹어야만 한
다. 시스테인이 풍부한 식품으로
는 콩, 두부, 계란 노른자위, 양
파, 마늘 등이 있다. 이런 이유로
일사량이 많은 나라에서는 수천

비결 14

유황이 풍부한 음식을 먹으
면 피부가 아름다워진다.
우리 기대와는 달리 늙어
보이는 것은 바로 결체조직
이 약하기 때문이다.

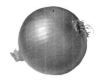

년 동안 이와 같은 재료를 넣은 음식이 발달했다.

시스테인은 피부건조를 막아줄 뿐 아니라 유연하고 탄력있는 피
부를 만들어 준다. 또한 시스테인은 몸에서 가장 효과적인 면역물
질인 글루타티온과산화수소의 일부이기도 하다. 유리기는 태양광
선에 들어있는 광자에 의해 만들어져 매일 탄력 있는 피부를 위협
하는데, 이 글루타티온과산화효소는 유리기를 막아주는 표피의 요
새인 셈이다.

화장품 회사들이 왜 그리도 중요한 유황을 밖에서 피부세포 안
으로 주입하려는지 아는가? 그것이 효과가 있어서가 아니다. 단지
사람들은 쉽게 잘 속으니까 비싼 화장품을 바르면 피부가 젊어질
것이라 믿게 하려는 것이다. 이런 화장품은 효과가 없다. 밤에 씻
으면 금방 없어지고 말기 때문이다.

15. 아름다운 외모를 가꾸는 데 중요한
또 다른 보조자 - 비오틴

비오틴(비타민B 복합체 중의 하나)은 유용한 비타민B군에 속하며 장에서 합성된다. 비오틴은 계란 노른자위, 토마토, 콩, 현미(가공하지 않은 쌀), 간, 오트밀 플레이크, 당근, 땅콩 등에 풍부하다.

피부가 놀랄 만큼 부드럽고 윤기 있고 아름다운 사람을 만나면 이 한 가지는 장담할 수 있다. "우아! 이 사람은 비오틴이 정말 풍부하구나!" 이런 피부를 가지려면 간에 0.001g 정도의 비오틴만 저장하고 있으면 된다. 아름다움은 비싸게 얻을 필요가 없다. 자연이 이용하기 가장 좋고 가격도 저렴한 미용실인 것이다.

시스테인과 마찬가지로 비오틴은 유황을 피부로 운반할 수 있다. 이로써 피부는 피지의 분비를 통제해 지방질 과다 분비에서 비롯되는 각종 병리 현상을 막아준다. 비오틴이 없으면 피부는 쉽게 핼쑥해진다. 비오틴은 또한 신경과민을 치유하는데 뛰어난 자연 약품 중 하나다. 그 이유는 비오틴이 혈액 속에 적정 혈당량을 유지하여 주 에너지원인 포도당을 신경세포에 끊임없이 공급해 주기 때문이다. 신경쇠약 환자의 피부가 주글주글하고 핼쑥한 것도 이

비결 15

비오틴이 풍부하다는 화장품을 믿어서는
안 된다. 영양이 풍부한 음식을 섭취하면
피부에 비오틴을 충분히 공급할 수 있다.

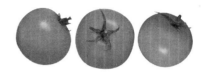

때문이다.

　나아가 비오틴은 아름다움이 건강한 장에서 비롯된다는 것을 보
여준다. 장에 안 좋은 음식물이 들어오면 그 때마다 미세한 미생물
총(叢)이 서서히 파괴되면서 미생물총에 있는 박테리아가 더 이상
비오틴을 생성하지 못하기 때문이다.

　게다가 비오틴에게는 강력한 적이 있는데 바로 설탕, 알코올, 가
공식품 등을 포함하는 '나쁜' 식품들이다.

　비오틴 결핍을 경고하는 첫 증상은 피부가 거칠어지고 갈라지는
것이다. 즉, 표피가 쉽게 벗겨진다. 곧이어 피부에 염증이 생기고
피부가 수축하며 건강을 잃는다.

16. 피부와 햇볕의 위대한 사랑

　　태양광선의 일부인 광자가 태양에서 차가운 대기를 뚫고 피부에
닿기까지 1천 6백억km라는 머나먼 거리를 오는데 걸리는 시간은
8분 정도이다. 광자는 즉시 콜레스테롤을 함유한 세포로 들어가
작업을 시작한다. 이 작은 광자가 생명을 불어넣는 비타민D의 전
단계인 칼시페롤을 생성하기까지는 하루 이틀이 걸린다. 피부가
잘 보호받고 있을 때면 태양광선은 언제나 최고의 친구가 되어준
다.

　　새 천년이 시작된 지 얼마 지나지 않아 세포 연구가들은 이 호르
몬 같은 비타민에 대해 놀라운 사실을 알아냈다.

　　첫째, 이것은 합성할 때 효소가 필요없다.

　　둘째, 70조에 달하는 세포들의 얇은 보호막을 통과할 수 있는
몇 안 되는 분자 중 하나이다. 더욱이 이것은 세포핵을 둘러싸고
있는 내부 보호막을 통하지 않아도 신진대사와 건강을 뒤에서 조
종하는 염색체와 유전자 안으로 바로 들어갈 수 있다.

적어도 하루에 한 번 20분 정도는 태양 광
선을 즐기자.

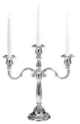

비타민A와 갑상선 호르몬인 티록신을 제외하면 다른 모든 분자
들은 이 보호막 앞에 도착하면 특별 수용기에 다가가 들어가도 되
는지 물어봐야 한다.

유전 공학자들은 비타민D를 전사(轉寫)인자라고 부른다. 비타민
D는 유전자를 자극해 모든 세포에 '생기'를 불어넣는다. 화창한
날이면 괜히 기분이 좋은 것도 다 이런 이유 때문이다. 태양은 그
야말로 우리에게 없어서는 안 될 중요한 존재이다. 이 외에도 비타
민D는 태양이 동식물을 다루듯 사람을 다루는 데도 필요한 도구이
다.

이해한 바대로 비타민D는 피부세포에서 가장 중요한 일을 한다.
피부세포를 쉬지 않고 바삐 움직여 젊음을 유지해 준다. 그것은 피
부세포의 신진대사가 적정 수준에 이르도록 만든다. 야생동물은
하루 종일 충분한 광자를 얻기 때문에 별 문제가 없다.

몇 시간 내내, 심지어 하루 종일 햇볕을 쬐지 않은 채 방에만 있
어야 하는 사람과는 얼마나 큰 차이가 있는가! 그러나 이 작고 사

랑스런 광자가 없다면 피부 세포는 제대로 활동하지 못해 불행해진다. 피부세포가 이 멋진 햇볕을 얼마나 갈망하겠는가!

시스테인, 비오틴, 기타 영양분도 태양의 황금빛 광자가 없으면 다 쓸모없다.

그래서 태양은 우리에게 말한다. "내가 너희들에게 광자를 공짜로 줄 테니 원하는 만큼 쓰도록 해. 자, 손을 뻗어 가져가렴. 가져가서 동식물처럼 유용하게 써 보렴."

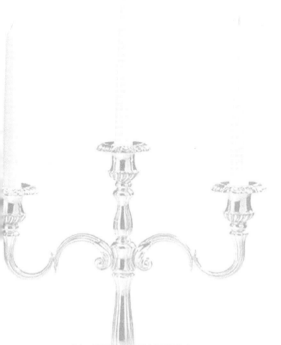

17. 햇볕에 아름답게 그을리는 비결

　피부세포의 10%는 멜라닌세포로 해로운 자외선 광선을 걸러주는 일을 한다. 사람들이 옷을 벗고 피부를 햇볕에 더 오래 노출할수록 멜라닌세포가 더 많아진다.

　아프리카인들의 피부가 검은 것은 온대 기후대에 사는 사람들보다 멜라닌세포가 더 발달했기 때문이다. 피부가 검고 피부에 멜라닌세포가 많을수록 햇볕에 타서 고생하는 일은 별로 없을 것이다. 반면 피부가 하얀 사람들(주로 빨간 머리의 사람들이 그렇다)은 멜라닌세포가 덜 발달했기 때문에 자외선에 노출되면 위험하다. 멜라닌세포가 가장 많이 발달한 부위는 평소 햇볕에 자주 노출되는 얼굴, 목, 손 등의 부위다. 뇌 내부에 있는 체리 씨만한 뇌하수체는 우리가 집을 나서 밝은 햇볕 속으로 들어서면 곧 멜라닌세포에 색소를 합성하라는 지시를 내린다.

　더 강렬한 태양 광선이 피부를 공격할수록 멜라닌색소는 더 많이 생성된다. 피부 안쪽에 작은 멜라닌색소 공장이 있다. 여기서 만들어진 색소 분자가 서서히 표피 바깥쪽을 향해 올라가고 표피

비결17

겨울이라 할지라도 한낮에 는 햇볕에 피부를 노출시키 지 말자.

에 이르면 이 색소 분자는 효소에 의해 체계적으로 분산된다. 휴가 때 햇볕에 멋지게 그을린 피부가 며칠 못 가 정상으로 돌아오는 것 도 바로 이 때문이다. 자, 그러면 햇볕에 그을린 매력적인 피부를 더 오래 지속하는 방법은 없을 까?

한낮의 불타는 햇볕보다는 정 오 전후나 초저녁 햇볕에 노출한 피부가 더 반들반들한 아몬드 빛 또는 예쁜 갈색을 띤다. 왜일까? 그 이유는 오후 시간에 뇌하수체선이 햇볕에 그을리게 하는 호르 몬인 MSH(멜라닌세포자극호르몬)를 덜 분비하기 때문이다. MSH는 작은 분자로 멜라닌 색소 합성을 촉진하는 역할을 한다.

우리의 피부는 MSH가 없으면 자외선을 제대로 막을 수 없다. 그러므로 한낮에는 그 전후 시간 때보다 자외선에 노출될 위험이 무려 30배나 높다. 게다가 더 심각한 것은 정오의 햇볕은 화상의 위험이 높고 이때 그을린 피부는 다음 날 아침이면 사라진다는 점 이다. 그 이유는 밤 사이에 피부세포는 색소분해효소를 많이 분비 해 비생리학적으로 축적된 멜라닌 색소를 제거하기 때문이다.

호텔 로비에서 주변 사람의 찬탄을 받았던 멋지게 그을린 그 피 부가 자고 일어나면 말끔히 사라지는 이유가 여기 있다. 이렇게 그 을린 피부는 벗겨지고 혈액도 충분히 공급되지 않을 것이다.

18. 혈액순환이 원활하면 피부는 젊어진다

아이들이 학교나 운동장에서 막 뛰어 들어올 때 아주 예뻐 보이는 이유가 무엇일까? 그것은 피부, 특히 얼굴 피부에 혈액이 잘 공급되었기 때문이다.

어떤 사람들은 기적을 자주 경험한다. 어떤 때는 거울에 비친 얼굴이 초라하고 창백한 신데렐라였다가 어떤 때는 영화에서도 보지 못한 매력적인 얼굴로 변해있는 것이다. 이런 사람들의 전형은 사는 것이 지루해서 소파를 뒹굴며 책 한권 읽지 않다가 전화를 받을 때나 음악소리와 사람들의 대화로 왁자지껄한 파티에 있을 때 얼굴이 몰라보게 젊어 보이는 사람들이다. 이것은 신경펩타이드, ACTH(부신피질자극호르몬) 같은 신경전달물질, 베타엔돌핀, 노르에피네프린과 같은 호르몬이 혈액순환을 촉진하기 때문이다.

얼굴에 혈액순환이 잘 되면 매력적으로 보이는데 매우 도움이 된다. 외모를 가꾸어 성공에 한 발 다가서려면 때로 얼굴과 목의 혈액순환을 개선해야 할 때가 있다.

혈액순환이 얼굴을 젊어 보이게 만들기 때문만은 아니다. 더 중요한 이유가 하나 있다.

혈액은 비타민, 단백질, 미량원소와 같은 영양소를 얼굴 피부로 운반한다. 이 영양소들이 피부 신진대사를 100% 활성화하여 아름다움을 창출한다. 이제 우리는 피부의 혈액순환을 개선하도록 노력해야 한다는 점을 분명히 알게 되었다.

그렇다면 어떻게 해야 할까? 방법은 생각보다 쉽다. 자연이 내리는 처방은 언제나 효과가 빠르다는 사실을 염두해 두자. 하루 이틀 심지어는 몇 시간 이내에 재빨리 조제한다는 사실을 기억하자. 자연은 "2~3개월 이 약을 복용하면 나아질 겁니다." 하고 말하는 의사와는 다르다.

아니다. 다음과 같은 몇 가지 규칙을 지킨다면 하루 만에 매력적인 얼굴과 피부를 지닐 수 있다.

1) 혈액순환을 촉진하는 음식을 많이 먹는다.
- 혈액순환을 촉진하는 음식으로는 양파, 마늘, 파, 파프리카, 후추, 회향풀, 무, 양고추 셀러리. 그리고 식전에 사과식초를 물에 타서 마신다. 피를 걸쭉하게 만들기 때문에 먹지 말아야 할 음식으로는 설탕, 단 음식(단 음료수도 마찬가지), 정백분의 흰 빵, 정제된 곡식, 가공 쌀, 지방이 많은 소스, 드레싱, 마요네즈, 통조림, 즉석 식품, 전자렌지로 요리한 음식 등이 있다.

2) 따뜻한 곳과 차가운 곳에 번갈아 가며 피부를 노출한다.
- 샤워할 때 찬물과 뜨거운 물을 번갈아 쓰거나 신선한 공기를

비결 18

원활한 혈액순환으로 다시 한번 얼굴을 화
사하게 꽃 피우자.

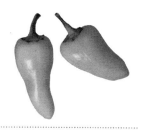

마시며 산책하는 것이 좋다. 그리고 적어도 하루 한 번씩 규
칙적으로 활력 있는 운동을 한다. 이렇게 하면 얼굴 피부만이
아니라 체내 혈액순환도 나아질 것이다.

19. 마른버짐에 관한 정보

　건선(乾癬, 마른버짐) 환자의 절반 정도는 타고난 것이다. 증상으로는 약간 튀어나와 피부가 별로 없는 부위, 대개 손등이나 손가락 관절, 팔꿈치, 무릎, 두피 등이 회백색으로 변한다. 가렵고, 뜨겁고, 염증이 생기는 것 또한 전형적인 증상이다. 이러한 피부 문제는 하루가 다르게 급속도로 일어나는 경우가 자주 있다.

　그 이유는 표피의 기본세포가 갑자기 평소보다 1000배 빠른 속도로 자가분열하기 때문이다. 과학자들은 이 현상을 '병적확산(pathologic proliferation)'이라 부른다.

　그러나 이 증상을 일으키는 원인은 하나 더 있다. 하루 종일 스트레스를 받으며 제대로 먹지도 못하고, 쉬지도 못하고, 자지도 못하고, 햇볕이나 신선한 공기도 쐬지 못하면 우리의 면역체계는 급격히 약해진다. 특히 피부의 면역체계가 많이 약해진다. 피부세포는 열, 추위, 독성물질, 박테리아와 같은 침입자와 싸워야 하기 때문에 비타민이나 특정 단백질 분자 같은 중요한 면역물질을 많이 소모한다.

햇볕을 쬐고, 차가운 수역에 사는 냉수어
와 아보카도 등을 많이 먹으면 건선으로
고통 받는 일은 없을 것이다.

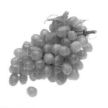

그러다 갑자기 피부의 면역장벽이 무너지고 만다. 대개 면역물
질을 많이 소모하고 그만큼 더 필요한 춥고 습기 많은 겨울이나 한
밤중에 자주 일어난다. 이 병을 일으키는 주요 원인은 스트레스다.
인간관계에서 오는 갈등, 직업 문제, 좋지 않은 소식을 접하는 등
스트레스로 이런 피부 질환이 생긴다.

지방산인 아라키돈산은 주로 육류식품에 많은데 이 물질이 건선
을 촉진한다. 이 때문에 생선이나 야채를 좋아하는 사람보다 고기
를 좋아하는 사람이 이 병에 걸리기 쉽다. 신진대사는 아라키돈산
을 이용하여 면역조정자인 류코트리엔(과민성 반응 물질의 하나)
을 합성해 낸다. 그러면 류코트리엔은 쓸모있게 보이는 군대인 수
십조에 달하는 백혈구를 차례로 끌어들인다. 그러나 이 군대는 이
로운 일을 하기는커녕 약한 피부면역체계의 균형을 깨뜨리고 세포
분열체계도 파괴하고 만다.

고기 대신 생선이나 생선보다 더 질 좋은 지방을 함유한 식물성
식품, 가령 아보카도, 콩, 기타 콩 제품 등을 섭취하도록 식단을 바

꾸어 보자. 이 식품들은 신진대사에서 다른 면역조정자로 합성되기 때문에 손상이나 염증이 적다. 그리고 이들은 어떤 경우라도 좋은 친구가 되어주는 오메가 지방산을 우리 몸에 공급해 준다. 그러므로 식물성 기름을 사용하도록 노력하자.

건선이 있으면 자외선을 쬐어야 한다. 피부세포핵의 얇은 보호막에 위치한 작은 단백질 분자인 핵수용체는 흡수한 자외선을 이용해 최근 발견된 비타민D분자를 합성한다. 핵수용체는 건선을 일으키는 '나쁜' 류코트리엔을 차단한다.

20. 놀라운 자연산 화장품을 만들자

 자연산 화장품을 만드는 데는 부엌에서 흔히 사용하는 재료가 있으면 된다. 마요네즈, 레몬주스, 콩기름, 버터, 딸기, 사과식초, 오이, 요구르트, 계란 노른자위, 꿀, 아보카도, 라벤더, 백리향, 로즈마리, 아르니카, 허브, 소금, 우유, 직접 짠 과일주스, 생강, 바닐라 등이 바로 좋은 재료이다.

 여기에 로션, 크림, 색조를 섞어도 상관없다. 창조력을 발휘할수록 더 즐거운 법이다. 가족에게 자신이 직접 만든 화장품을 발라주면 어떨까?

 단, 다음 몇 가지 사항은 주의해야 한다.

 1) 일반 화장품과는 달리 자연 화장품은 쉽게 변질되므로 가능한 한 빠른 시일 내에 사용해야 한다. 고작해야 며칠, 냉장고에 보관할 경우 1~2주 정도 보존할 수 있기 때문이다. 자연 산물은 박테리아나 진균 등을 죽이는 유독성 물질 때문에 오래가지 못한다. 따라서 자연 화장품은 빨리 쓰지 않으면 상

비결 20

매혹적인 자연의 정원을 마음껏 돌아다니
는 상상을 하며 최고의 자연산 화장품을
만들어 보자.

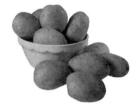

한다.

2) 으깬 살구는 오로지 먹는 것이지 얼굴에 바르는 것이 아니라
   고 생각한다거나 감자를 믹서에 갈아서 가슴에 바를 수는 없
   다는 고정관념은 버려야 한다.

3) 자연 화장품을 바르기 전에는 피부를 깨끗이 씻어야 한다. 자
   연 화장품은 일반 화장품처럼 자극적이지 않다. 피부의 모공
   이 깨끗해야 비타민, 효소, 기타 분자들을 빨리 흡수할 수 있
   다.

《30일 이내에 피부를 10년 젊게
만드는 법》

❀ 비타민A, 비타민C, 비타민D와 같은 면역물질로 피부를 보호하자.

❀ 싸고 효과 없는 클린저로 자연스레 피부에 형성된 보호막을 씻어
내려고 하지 말자.

❀ 몸에 좋은 식품을 먹자. 아름다운 피부는 건강하고 영양분이 풍부
한 장(臟)에서 비롯된다.

❀ 유황과 비오틴이 풍부한 식사를 하자.

❀ 피부에는 햇볕이 좋다. 하루에 적어도 20분은 햇볕을 쬐자.

❀ 혈액이 잘 돌아야 피부에 좋다는 사실을 명심하자.

❀ 햇볕, 냉수어, 아보카도로 건선을 예방하자.

❀ 몸에 좋은 자연 화장품을 직접 만들어 보자.

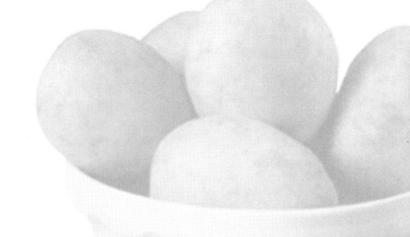

10 SECRETS FOR PERFECT HAIR AND NAILS

완벽한 머리카락과 손톱,
발톱을 위한
10가지 비결

21. 머리카락의 기적

　믿기지 않겠지만 머리카락은 죽어있다. 머리카락은 단백질 물질인 케라틴 99%와 유황, 기타 미량원소로 구성되어 있다. 하지만 놀랍게도 머리카락은 죽어있긴 하지만 생기가 넘쳐 보인다. 이런 일이 어떻게 가능할까?

　분자구조 상으로는 인간의 머리카락과 표범이나 시베리아 호랑이의 멋진 털에는 별 차이가 없다. 둘 다 그저 죽은 단백질인 케라틴으로 되어 있을 뿐이다.

　모낭에서 케라틴이 자라는 한 머리카락은 젊음과 야망으로 생기가 넘치며 모낭을 감싸는 세포 밖에서 무슨 일이 일어날까 호기심이 발동한다. 이것은 닭이 품고 있는 알과 비슷하다. 알은 세상이 궁금해 껍질을 깨고 나오고 싶어한다.

　머리카락 한올한올은 기적이다. 이것은 자연이 만들어낸 가장 매혹적인 창조물이다.

　머리카락은 두피를 뚫고 나와 자라다가 죽는다. 모낭은 단백질, 유황, 기타 여러 물질을 결합하여 날마다 머리카락을 자라게 한다.

비결 21

아름다운 머리카락은 모낭에서 비롯된다.

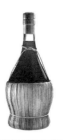

기적은 머리카락이 단지 케라틴인데도 아름다움을 유지한다는 것이다. 오직 머리카락만이 우리 몸에서 죽었는데도 살아있는 것처럼 아름다움을 간직하는 유일한 곳이다.

머리카락은 몸 밖에서 일어나는 어떤 작용들로 아름다워지지는 않는다. 즉 스프레이, 콘디셔너, 샴푸 등을 사용한다고 효과가 있는 것은 아니라는 뜻이다. 이보다는 머리카락에 바르는 화장품을 써서 얇은 막으로 모낭을 덮어 머리카락이 갈라지는 것을 초기에 막는 것이 더 낫다.

윤기 있고 아름다운 머리카락을 원한다면 모낭에 영양분을 충분히 공급하는 것이 매우 중요하다. 모낭에 영양분이 풍부하면 건강한 머릿결을 유지할 수 있다.

22. 머리카락에 관한 중요한 비밀

건강한 머리카락은 가닥이 80,000-120,000개 정도이다. 그 가닥은 금발이 가장 많고, 그 다음은 갈색머리이며, 빨간 머리가 가장 적다.

하지만 너무 걱정할 필요는 없다. 머리카락이 빠지는 것은 정상이다. 하루에 대개 100가닥은 족히 빠지기 마련이다. 빗에 머리카락이 빠져있다고 해서 결코 '재앙'은 아니다. 머리카락이 자라는데는 단계가 있다. 몇 년 간 계속 자라다가 어느 순간 갑자기 성장을 멈춘다. 그 이유는 아직 밝혀지지 않았지만 대략 돌아가면서 일곱 번째 머리카락이 '휴식기'에 들어가는 것으로 알려졌다. 이렇게 성장과 휴식을 반복하다가 어느 시점에 이르면 완전히 성장을 멈춘다. 대략 100번째 머리카락이 이 단계에 온다. 빗이나 어깨에서 볼 수 있는 머리카락이 바로 이것이다.

머리카락의 수명은 1-5년이다. 머리카락은 10일에 3mm 자란다. 두피에 있는 모발생성세포는 우리 몸에서 가장 활발히 움직이는 세포로 활동 비율로 따지면 뼈세포나 치아를 받쳐주는 위턱뼈

비결 22

머리카락 세포는 매우 생산적으로 일한다.
이 세포에 영양을 잘 공급하면
젊고 아름다워질 수 있다.

의 치조골 세포보다도 더 많이 움직인다. 여기에 대해서는 뒷장에
서 자세히 설명한다.

생머리인지 곱슬머리인지는 모낭에 따라 결정된다. 이것을 바꿀
수는 없다. 그러면 머리카락 색은 어떻게 결정되는 것일까? 모낭
의 중심부에 색을 만드는 멜라닌세포가 있어 자라는 머리카락에
검정색, 빨간색, 갈색, 노란색 등 색소를 분비한다. 이것 역시 우리
마음대로 바꿀 수 없다. 멜라닌세포는 매우 고집이 세다. 그래서
자기가 원하는 대로 하거나 그렇지 못할 경우는 유전자와 염색체
가 지시하는 대로만 행한다.

23. 머리카락은 보호받기보다는 보호하기를 원한다

약국이나 슈퍼마켓, 화장품 가게에는 모발보호제로 린스, 트리트먼트 로션, 샴푸, 스프레이와 같은 제품들이 있다. 이들은 하나같이 모발을 보호해 준다고 장담한다.

그러나 머리카락은 보호받기를 원치 않는다. 오히려 더위, 추위, 안개, 눈, 비를 막아 우리 몸을 보호하기를 원한다. 이것은 야생동물로 치면 털과 같다. 동물의 털은 날씨가 좋든 나쁘든, 햇볕이 찌든 서리가 내리든 언제나 몸을 보호한다.

모낭마다 유전자 프로그램이 들어있어 모낭은 이에 따른다. 이 유전자 프로그램은 몇 만 년 전 모발형성세포의 염색체 내에 입력되어 있던 것이다. 아니, 몇 백만 년 전인지도 모르겠다. 그 때 이후로 인간의 유전자는 단 1% 정도만 바뀌었을 뿐이다. 즉 모낭의 기능은 예나 지금이나 변함없다. 모낭과 머리카락으로만 따지자면 인간은 여전히 원숭이나 다름없는 것이다.

이 말에 기분이 언짢을 수도 있겠지만 사실이 그렇다. 현대인은 사무실에서 컴퓨터 앞에 앉아 온갖 첨단장비를 이용해 혁신적인 일을 하지만 그 와중에도 머리카락은 원숭이의 털처럼 자라고 있다. 이것이 가능한 일인가?

우리는 이 사실을 자랑스러워하며 기뻐해야 한다. 그리고 머리카락이 원숭이 털처럼 자랄 수 있도록 최선을 다해야 한다. 그러면 주위 사람들에게 이런 찬사를 받을 것이다. "나도 너처럼 생기 있고 윤기 있는 머리를 가졌으면 좋겠다. 너는 어떤 콘디셔너를 쓰니?"

유전공학자, 분자생물학자, 신경내분비계전문가, 세포연구가 덕분에 2000년은 의미 있는 변화의 디딤돌이 된 해였다. 화학약품이 자연약초보다 뛰어나다고 제약회사들이 말하던 시대는 지났다. 한 가지 좋은 소식은 과학자들이 이제 자연의 수수께끼와 비밀을 연구하고 있다는 것이다. 이들은 자연이야말로 최고의 약사이자 치료사라고 확신한다.

그렇다면 '자연'이라는 의사 선생님이 우리에게 말해주는 것은 무엇일까? 머리카락이 우리에게 원하는 것은 머리에 아무것도 쓰지 않고 빗속을 5분 정도 뛰거나 걷는 것이다. 이렇게 해서 가볍게 땀을 흘린 후 집에 와서 뜨거운 물로 샤워를 한다. 아니, 찬물과 뜨거운 물을 번갈아 쓰는 것이 더 좋다. 샤워가 끝나면 손으로 머리를 털어 말린다. 이렇게 하면 몇 분 이내에 머리카락이 튼튼해지고 다시 생기를 찾았다는 것을 알게 된다.

이것이 자연 치유법이다. 유전 연구가들은 이 현상을 어떻게 설명할까? 이렇게 하면 80,000개의 활성유전자 중 머리카락 성장을 담당하는 수십 개의 유전자가 모낭에 있는 세포에 자극을 전달한다. 모낭에 있는 세포는 활동량을 늘리고, 멜라닌세포는 더 많은

비와 추위, 심지어 눈조차도 머리카락의
좋은 친구이다. 어떤 면에서는
우리가 여전히
원숭이와 같다는
사실을 기억하자.

색소를 분비하며, 부드러운 유황이 이 과정에 대거 참여한다.

이 과정을 좀더 과학적으로 설명해 본다면 머리를 자라게 하는
유전자는 암호를 전령 리보핵산이라 불리는 mRNA에 전사한다.
이 야심만만한 mRNA는 핵막의 작은 구멍을 통해 모낭 세포의 액
성 세포질로 들어가는데 바로 여기서 실제 작업이 이루어진다. 미
세 단백질 공장인 리보솜은 새로운 머리카락을 만들거나 기존 머
리카락을 튼튼히 하기 위해 기초단백질인 수만 가지 아미노산을
열심히 엮어 짜낸다.

24. 머리카락에 필요한 영양분

　자연의 모든 피조물은 생명과 건강을 유지하기 위해 먹어야 한다. 심지어 미생물조차도 먹어야 생명을 유지할 수 있다. 그러나 지구상에는 동식물과 인간이 소비할 수 있는 영양분이 그리 많지 않다. 기초단백질인 20종의 아미노산, 대략 100가지 파생물이 있는 13종의 필수 비타민, 구리나 철과 같은 30종의 미량원소(인간에게 얼마나 필요한지 정확히 알려지지 않았다), 칼륨이나 칼슘 같은 7가지 미네랄, 리놀산 같은 약 12가지 지방산, 기초탄수화물인 포도당 그리고 물 등이 주요 영양분이다.

　머리카락에는 이 모든 것이 필요하다. 이유가 무엇일까? 머리카락은 우리 몸과 떨어진 것이 아니기 때문이다. 즉, 우리 몸의 일부이기 때문이다. 머리카락은 우리 몸 내부에서 비롯되었고, 비록 내부에 있더라도 생체기관이 모두 앞서 말한 영양분을 매순간마다 필요로 하기 때문이다. 그 중 모발생성세포가 특별히 좋아하는 영양분이 있다. 뼈에는 칼슘, 눈에는 비타민A가 특히 더 필요한 것처럼 머리카락에는 비타민B₂, B₆, C 그리고 미량원소인 아연이 필요한데 이들은 대개 성장을 촉진하는 역할을 한다.

- 비타민B₂는 우유와 치즈 같은 유제품, 가금류, 생선, 곡물, 녹색 샐러드, 야채 등에 풍부하다.

- 비타민B₆는 곡물, 바나나, 콩, 두부제품, 호두, 캐슈너트, 간, 시금치, 아보카도에 풍부하다.

- 비타민C는 신선한 과일이나 과일을 갈아 만든 주스에 가장 풍부하다.

- 아연은 굴, 간, 계란 노른자위, 육질의 고기, 달팽이, 뱀장어와 모든 종류의 곡물 즉, 밀, 귀리, 보리, 오트, 기장, 메밀, 스펠트 밀에 풍부하다.

많은 사람들 특히 여성들이 아연 결핍으로 고생하고 있는데 이 증상은 쉽사리 드러나지 않는다. 일반인들의 경우 70조에 달하는 세포마다 아연 저장소가 가득 차 있기보다는 비어있다. 이런 증상은 뇌하수체나 부신선이 효소 공급자인 아연을 이용해 중요한 스트레스 호르몬을 합성하고 분비하는 일을 하는데 이 때 아연을 많이 소모하기 때문이다. ACTH(부신피질자극호르몬), 코르티솔, 글루카곤, 에피네프린 등 스트레스 호르몬(여기서는 일부만 예시했다)은 하루 동안 스트레스를 이겨내는 데 매우 유용하다. 집이나 비타민B₂, B₆, C 그리고 미량원소 아연은 머리카락이 자라는 데 매우 유익한 친구이다.

직장, 어디에서나 스트레스를 많이 받으면 받을수록 아연 저장소에서는 아연이 많이 방출된다.

이 때문에 머리카락의 성장에 필요한 중요한 미량원소가 부족해진다. 또 사람들이 스트레스를 받으면 머리카락이 빠지고, 가늘어지고, 갈라지고, 푸석푸석해지는 이유도 이 때문이다. 문제는 비타민B나 비타민C 저장소와는 달리 아연 저장소는 아연을 채우는데 몇 달이 걸린다는 것이다. 오늘날 과학자들은 아연 결핍증을 없애려면 로젠지 같은 아연제를 30~60일 정도 섭취하는 것이 좋다고 충고한다. 2~3주 후면 머리카락(또는 손톱)이 훨씬 빨리 자란다고 느낄 것이다.

25. 머리카락 세포에서 유리기를 쫓아내자

　사실 유리기는 그다지 해롭거나 나쁘지 않다. 이들이 하는 일은 이 땅에 병들거나 약한 것을 없애는 일이다. 그래서 면역체계를 이용해 자기를 보호하는 분자나 세포에는 아무 해도 끼치지 않는다. 마찬가지로 모발생성세포도 자기방어를 잘만 하면 유리기의 어떤 위협도 막아낼 수 있을 것이다.

　가을이 되면 나뭇가지에서 외로이 잎이 떨어진다. 낙엽은 땅에서 마지막 안식처를 마련한다. 그런데 어떤 낙엽은 노랗고 갈색으로 변하는 반면, 어떤 낙엽은 여전히 푸르다. 시간이 더 지나면 모든 잎이 시들어 버린다. 무슨 일이 일어난 것일까? 유리기가 순식간에 자연의 명령에 따라 잎에 남아있는 녹색식물세포를 죽인다.

　또 다른 예를 들어보자. 어떤 파티에 갔는데 그 파티가 늦게까지 계속되는 바람에 집에 와보니 새벽 4시였다. 파티는 흥겨웠다. 시끄러운 음악에 맞춰 춤추고, 떠들고, 희희낙락거렸다. 게다가 참석자들이 입에 물고 태워대는 담배는 대개 크고 두꺼운 시가였는데 그들 말로는 그것이 신식이란다. 숨 쉴 틈이라고는 눈 씻고 찾아봐

30일 이내에 윤기 있는 머릿결을 얻고
싶다면 효과 좋은 4가지
산화 방지제를 섭취하자.

도 없다. 62명이 들어찬 방에는 기껏해야 수백 개의 산소분자만이
남아있을 뿐이었다. 그런 상황에서 포테이토칩과 초콜릿을 계속
먹어댔다.

자, 집에 와서 거울을 한번 보자. 웬 나이 든 사람이 거울 속에
서있다. 그 사람은 자신보다도 5~8살 더 많아 보이고, 머리는 푸
석하고 가늘고 윤기 없다. 얼굴은 핏기 없이 창백하고 핼쑥하다.
유리기는 이 기회를 포착해 우리 몸 안의 세포, 특히 머리카락에
있는 세포를 갉아 먹은 것이다. 이 경우 잠을 푹 자고 몸에 좋은 음
식을 먹으면 다시 생기를 찾을 수 있다.

머리카락을 보호하는 물질에는 4가지가 있는데, 산화 방지제인
비타민A, 비타민C, 비타민E 그리고 미량원소인 셀레늄이 바로 그
것이다.

26. 본래의 머리색을 간직하자,
본래의 머리색을 되찾자

머리카락의 색소 분자는 눈에 있는 홍채와 마찬가지로 세포 안에 별다른 작업장을 갖고 있지 않다. 밤낮 같은 색만 섞어 동료에게 넘기면 그들이 나머지 일을 처리한다. 사람들이 나이 들어갈수록 색소분자들은 원료가 부족하다고 불평을 늘어놓는다. 원료가 부족하니 이들이 하는 일이라곤 가만히 앉아 할일 없이 색칠도 안 된 머리카락이 밖으로 나가는 것을 지켜볼 뿐이다. 단백질이 순수하게 지니고 있는 회색이나 백색 상태로 말이다.

색소분자가 더 이상 충분한 원료를 얻지 못하는 데는 다음과 같은 이유가 있다.

- 사람이 나이가 들면서 위에서는 위산이 적게 분비되고 췌장에서는 효소가 적게 분비된다. 이로 인해 영양분이 제대로 분해되지 않아 머리카락 세포까지 도달하는 비타민이나 미량원소, 기타 영양소가 줄어든다.

- 면역체계가 갈수록 약해진다. 면역물질이 활동하지 못한 채 체내에 있게 되면 모발형성 세포와 색소 분자의 작업장을 더 이상 보호할 수 없다.

- 나이가 들면 일상 스트레스를 젊었을 때만큼 쉽게 다루지 못한다. 그러한 스트레스가 영양분을 갉아 먹는다.

- 나이가 들면 신선하고 영양 많은 음식을 찾아 돌아다니기 힘들기 때문에 매일같이 통조림이나 전자렌지에 간편하게 데워 먹는 음식에 의존하게 된다.

본래의 머리색을 유지하고 싶은가? 또는 본래의 머리색으로 돌아가고 싶은가? 그렇다면 머리카락 세포가 원하는 원료를 제공하면 된다.

- 비타민B군, 판토텐산(B_5라고도 함), 파라아미노안식향산(PABA), 엽산, 비오틴 등은 장과 모발형성세포에서 활발히 작용한다. 비타민이 풍부한 음식을 섭취하면 머리카락 색을 그대로 유지할 수 있다. 송어, 고등어, 넙치, 대구, 연어와 같은 냉수성 어류, 곡식류, 견과류, 과실의 인, 계란 노른자위, 치즈, 콩과 두부제품, 현미(가공하지 않은 쌀), 간 등을 많이 섭취하자. 머리카락 색소분자는 효소를 공급해 주는 미량원소인 구리와 아연의 도움으로 아미노산인 티로신에 의해 합성된다. 구리는 걱정할 필요가 없다. 세포에 구리는 충분하다. 아

비결 26

믿기지 않겠지만 이것은 사실이다.
제대로 먹기만 하면
머리색을 바꿀 수
있는 것이다.

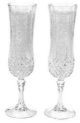

연은 30~60일간 아연제를 섭취하면 될 것이다. 기초단백질
인 티로신에 있어 흥미로운 사실은 그것이 행복감을 선사하는
호르몬인 노르에피네프린과 도파민의 전 단계라는 것이다. 이
때문에 걱정을 하거나 우울증에 빠지면 머리카락이 금세 세는
것이다. 그러므로 식전에 레몬주스나 물에 탄 사과식초를 마
심으로써 티로신의 흡수를 최대한 도와야 한다. 이 방법이 음
식물이나 기타 먹고 싶은 것에서 티로신을 충분히 얻을 수 있
는 손쉬운 방법이다. 목표는 음식물(맛있는 바베큐 스테이크
같은)에 있는 모든 단백질 영양분을 장에서 분해해 점막을 거
쳐 혈액을 통하여 머리카락에 있는 색소 작업장까지 운반하는
것이다.

27. 윤기 있고 부드럽고 비듬 없는 머리
—— 머리는 어떻게 감아야 하나

　피부와 마찬가지로 머리카락도 외부에서 침투하려는 적과 싸워 우리 몸을 보호한다. 머리카락은 아이를 위해 자신을 희생하는 우리네 어머니들 같다. 적에 대항해 몸 바쳐 싸우면서도 정작 자신에게 도움이 필요할 때는 별 도움을 받지 못한다. 모발형성세포가 1년 동안 단 한 순간도 쉬지 않고 유리기, 추위, 더위, 비, 바람, 눈 등 악조건과 맞서 싸우며 튼튼하고 건강한 머리카락을 자라게 한다는 것은 결코 쉬운 일이 아니다.

　우리의 머리카락은 정말 놀랍다. 그런데도 몇몇 사람들은 머리가 세었느니, 탄력이 없느니, 갈라졌느니, 불평을 늘어놓고, 수백 가닥씩 빠지고 어깨에 비듬이 떨어진다는 이유로 대접을 소홀히 한다. 이들은 자연치유법을 찾지 않고 미용실에 가서 모발 보호제품을 구입한다. 하지만 로션이나 샴푸, 스프레이 등은 별 도움이 되지 않는다. 이런 것들은 머리카락 형성세포를 돕기는커녕 오히려 더 괴롭힌다.

　머리카락의 피지선은 환경에 매우 민감하다. 예를 들어 사무실

비결 27

머리카락에 탄력이 없거나 비듬이 생기는가? 자연에게 도움을 청해 보자. 다른 것은 아무 것도 필요 없다.

이나 집이 너무 건조하거나 더운 경우, 너무 꽉 끼는 모자를 썼을 경우, 스모그나 배기가스가 많은 경우에는 이 피지선이 머리카락이나 피부에 해로울 수 있다. 우리 선조들은 산소가 풍부하고 쾌적한 자연환경에서 살았다.

병적으로 과다 분비된 피지는 피지선의 기능적 장애인 지루(脂漏)현상을 일으키는 원인이 되기도 한다. 여기에 죽어 껍질이 벗겨진 단백질 분자가 결합해 악취가 난다. 그러면 피부세포는 더 이상 숨쉬지 못하고 나빠지며 이 증상은 급속도로 확산된다. 바로 이때 비듬이 생긴다. 비듬은 한번 생기면 없애기 힘들기 때문에 오래 간다. 비듬이 있다고 해서 화장품을 써서 두피에 고통을 줘서는 안 된다.

약국에서 의료용 샴푸를 사서 쓰는 것이 안전하다. 이때 가장 필요한 것은 자연이 만들어낸 최고의 제품인 물이다. 꽉 조이는 모자? 필요없다. 머리는 그런 모자를 싫어한다. 머리에 떨어지는 빗방울을 애써 피하지 말자. 자연이 선사하는 최고의 선물인 비에 젖도록 내버려두자. 아마 머리가 좋아할 것이다. 집에 와서 찬물과 더운물로 번갈아 샤워한 후 헤어드라이기로 말리면 된다.

이렇게 하면 머리카락이 갈라지거나 탄력이 없거나, 푸석푸석해지거나, 비듬이 생기는 일은 없을 것이다.

28. 머리카락은 오히려 원시시대로
돌아가고 싶어한다
— 지나친 음식은 싫어한다

몇 만 년 전 우리 선조들은 PC를 다루지 못했고 MS를 들어보지도 못했다. 어쩌면 우리 선조들은 바보였을지도 모른다. 하지만 정말 선조들은 바보였을까?

나는 그렇지 않다고 생각한다. 선조들은 자연과 조화를 이루며 살았다. 인류학자들의 말에 따르면 선조들이 현대인들보다 훨씬 더 즐겁고 재미있는 생활을 영위했다고 한다.

선조들의 세포 하나하나는 건강했다.

현대인의 유전자에는 그때의 기억이 고스란히 담겨있다. 그 이후로 유전자는 변한 것이 없다. 오늘날 우리는 선조들의 머리카락을 부러워한다. 머리카락 한 올은 몇 백만 년 아니 몇 십억 년에 걸쳐 진화한 결과 멋진 체계를 갖추게 되었다. 우리 머리카락은 옛날의 그 환경을 갈망한다. 최첨단 기술 따위에는 전혀 관심 없다.

머리카락을 위해 조금이라도 그런 생리 환경을 만들어 주자. 즉 상쾌한 공기를 마시며 운동을 하자. 그러면 머리카락은 물론 다른 부분에도 좋을 것이다.

인류학자들 말에 따르면 우리 선조들은 하루에 2~3시간씩 육체 활동을 했다고 한다. 사냥을 하러 이리저리 뛰어다녔고 식물을 캐고, 나뭇가지를 모았다. 일이 없을 때면 그저 뛰어 놀았다. 그때는 두피의 모공이 넓어 산소를 많이 빨아들일 수 있었다. 생기를 불어넣는 많은 산소분자들이 혈액을 통해 우르르 머리카락 세포로 몰려가 적혈구의 붉은 색소인 헤모글로빈 안에 있던 철과 결합할 수 있었다.

아! 머리카락들이 얼마나 좋아했을까! 만일 우리 선조 중 한 사람이 현대인들의 바비큐 파티에 참석했다면 손님 한 사람이 이렇게 말했을 것이다. "저분과는 성요한이라든지 마태오라든지 새로 나온 BMW 자동차의 특징 등에 대해서는 전혀 말이 통하지 않는군요. 하지만 저분의 머리카락만은 무척 아름다워요. 지금껏 저렇게 아름다운 머릿결은 본 적이 없어요."

우리 선조들에게서 배우자. 집 주변을 걷거나 뛸 시간조차 없을 만큼 바쁘더라도 최대한 시간을 내서 상쾌한 공기를 들이마시며 운동을 하자. 20분, 10분 아니 단 몇 분이라도 좋다. 이 짧은 시간이 머리카락에는 매우 귀중한 선물이 될 것이다. 이 시간 동안 머리카락은 유전자에 입력되어 있는 대로 다시 작동되고 있다는 느낌을 받을 것이다. 그러면 그 순간 머리카락 세포는 너무 행복하고 기쁨에 넘친다.

비결 28

환상의 커플인 산소와 육체운동으로 머리카락에 잃었던 긍지를 되찾아주자.

29. 쉽게 부서지는 손톱, 발톱,
그 이유는 무엇일까?

  손톱이나 발톱이 잘 부서지는 사람들은 거의 99%가 위산 부족을 겪는 사람들이다. 손톱은 머리카락이나 표피와 마찬가지로 99%가 케라틴으로 구성되어 있다. 케라틴은 단백질 복합물에 지나지 않는다.

  우리는 음식을 통해 필요 이상의 단백질을 섭취하고 있다. 야채뿐 아니라 햄버거와 스테이크에도 과잉 단백질이 들어있다. 문제는 이 단백질이 잘 분해되어야 한다는 것이다. 이 작업을 제일 먼저 하는 것이 위산이다. 식전에 포도나 레몬주스를 마시거나 물에 탄 사과식초를 조금 마시자. 그러면 신진대사가 활발해져 기초단백질인 아미노산이 손톱형성세포인 케라티노사이트에 대량 유입될 것이다. 약국에서 판크레아틴제를 구입하여 30일간 복용하는 것도 도움이 될 것이다. 이 약에는 지방을 분해하는 리파제, 탄수화물을 분해하는 아밀라제, 단백질을 분해하는 프로테아제 등 우리 몸의 췌장에서 소장의 소화액에 분비하는 모든 분해 효소가 들어있다. 췌장이 약하면 장에 있는 걸쭉한 영양분이 더는 분해되지

비결 29

소화기가 제대로 기능하면 손톱이 부서지
는 일은 없다.

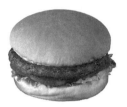

못한다. 주로 단 음식이나 가공식품을 많이 먹으면 췌장이 약해지
기 쉽다.

약을 복용하면 20시간 이내에 대변의 냄새가 달라진다. 이는 음
식에 들어있는 지방, 단백질, 탄수화물이 최소 단위인 지방산, 아
미노산, 포도당으로 잘게 분해되어 70조에 달하는 세포에 영양분
을 고르게 공급할 수 있다는 뜻이다.

그러면 며칠만 지나도 손톱과 발톱이 예전의 건강한 모습을 찾
을 것이다.

30. 손톱(발톱)에 필요한 것

손톱을 빨갛게(또는 주홍, 자주, 검정) 칠한다 해서 더 건강해지는 것은 아니다.

종종 손톱에 하얀 줄이나 점이 나타나기도 하는데 이것은 아연 결핍증상으로 로젠지와 같은 아연제를 섭취하면 없어진다. 가느다란 홈은 단백질 부족으로 나타나는 증상이다. 매 식사 전에 레몬이나 포도주스, 물에 탄 사과식초를 마시면 효과가 있다. 손톱이 갈라지는 것은 비타민A가 부족한 것으로 비타민A 함유 식품인 살구, 딸기류, 메론, 호박, 고추, 당근, 시금치, 브로콜리와 같은 여러 과일과 야채를 많이 섭취하면 좋다. 손톱이 너무 평평한 것은 철분 부족이 주원인이다. 손톱이 윤기가 없거나 쉽게 부서지고 갈라지면 단백질이 부족하다는 신호다.

하루 종일 정신적으로나 육체적으로 스트레스를 받으면 먼저 손톱에 그 영향이 나타난다. 심지어 잠자는 동안에 슬픔이나 고통, 괴로움으로 뒤척여도 손톱에 손상을 준다. 보기 흉한 손톱은 과로의 증상이기도 하다.

비결 30

스트레스를 줄이는 것, 무엇보다도 중요한
일이다.

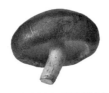

어느 회사에 근무하는 한 여비서는 현재 38세로 두 아이의 엄마
다. 그녀는 아침 6시에 일어나 대충 샤워하고 옷을 갈아입은 후 남
편과 아이들 아침을 준비한다. 그런 다음 딸은 학교에, 아들은 유
치원에 데려다 준 후 회사에 출근해 하루 종일 일한다. 식사는 간
이식당에서 대충 해결한다. 일 마치고 나면 장을 보고, 집을 치우
고, 아이들을 학원에서 데려오고, 자질구레한 집안일을 처리한 후
11시가 되어야 잠자리에 든다. 완전히 녹초가 된 이 엄마에게 손톱
살필 시간이나 있겠는가?

《30일 이내에 건강한 머릿결과 손톱 되찾는 법》

❁ 모낭은 아름다운 머릿결의 근원이다. 모낭에 적당히 영양분을 공급하자.

❁ 머리카락은 우리 몸을 보호하려 하지 보호받기를 원하지 않는다. 비, 눈, 추위에 머리카락을 마음껏 드러내자.

❁ 비타민B군과 미량원소는 머리카락 성장에 한몫 한다. 이 영양소가 들어있는 음식을 섭취하자.

❁ 유리기로부터 머리카락을 보호하자. 그러면 젊어질 수 있다.

❁ 머리색도 우리가 먹는 음식에 달려있다. 색소 분자를 함유한 음식을 섭취하자.

❁ 샴푸를 잘 선택해야 한다. 샴푸는 머리카락 상태와 모양에 결정적인 영향을 미친다.

❁ 머리카락에는 산소와 운동이 좋다. 우리의 선조들을 본받자.

❁ 제대로 된 음식을 먹지 않으면 손톱(발톱)이 윤기가 없다. 24시간만 투자하면 이 문제는 해결할 수 있다.

❁ 스트레스는 손톱이나 발톱에 어떤 영향을 미칠까? 스트레스에 잘 대처하면 손톱과 발톱이 확실히 좋아질 것이다.

THE PERFECT
30-DAY
PROGRAM
FOR
STRONG BONES
AND TEETH

·····················

튼튼한 뼈와 치아를 위한

완벽한

30일 프로그램

31. 뼈는 종종 불평하는데
우리는 듣지 않는다

　뼈는 말할 수 없다. 그러나 말할 수 있다면 우리가 얼마나 뼈를 소홀히 다루었고, 또 얼마나 뼈에 무관심했는지 낱낱이 밝힐지도 모른다. 사람들은 외모에만 신경 쓰지 몸 내부에는 너무도 무관심하다.

　사람의 뼈는 매우 특수한 결체조직으로 생활영역이 확대됨에 따라 점차 발달해 왔다.

　뼈는 탄탄한 외뼈와 골수가 있는 스폰지 같은 내뼈로 구성되어 있다. 내뼈는 백혈구와 적혈구를 생성하는 중요한 골수를 보호해 준다.

　뼈에는 놀라운 협동력을 발휘하는 3종류의 뼈세포가 있다.

　첫째, 뼈를 만드는 골아세포
　둘째, 뼈의 구조에 이미 심어져 있는 완성된 골세포
　셋째, 뼈 물질을 갉아먹는 파골세포가 그것이다.

비결 31

뼈를 튼튼히 하기 위해서는 뼈가 강해지는
시점을 늘리고 약해지는
시점을 줄여야 한다.

우리 몸의 뼈는 주로 미네랄 칼슘과 인으로 구성되어 있다. 하지만 뛰어난 화학자라면 뼈에서 수백 가지 다른 물질도 추출할 수 있다고 한다.

뼈는 모든 조직 중 칼슘 교체율이 가장 높은 곳이다. 다시 말해 칼슘 소비가 많은 만큼 칼슘이 많이 필요하다는 뜻이다.

다른 요인은 제쳐두고 뼈에 공급하는 칼슘의 양과 뼈에 가하는 부담감에 따라 뼈는 달라지기 때문에 단 한순간도 같은 모습을 보이지 않는다. 즉, 하루에 섭취하는 칼슘의 양이 다르고 섭취하는 간격도 다르기 때문에 뼈는 얼마든지 약해졌다 강해졌다 할 수 있다.

32. 칼슘제를 복용하는 것은 아주 해롭다

꾸준히 영양분을 섭취하고 운동을 하면 튼튼한 뼈를 되찾을 수 있다. 여기서 중요한 것은 미네랄 칼슘이다.

성인의 경우 몸에 칼슘 약 1.2kg 정도를 가지고 있는데 당연히 남자가 여자보다 많다. 이 미네랄 칼슘의 99%가 뼈에 있다. 나머지 1%는 신경체계에 중요한 역할을 한다. 칼슘의 혈중농도가 너무 낮으면 생체기관은 뼈에 있는 칼슘저장소에서 필수미네랄을 빼앗아 간다. 이 때문에 특히 정신적인 스트레스를 많이 받는 사람들은 뼈가 약하고 이도 잘 빠진다. 그렇다고 칼슘제를 복용하는 것은 최악의 선택이나 다름없다. 콘크리트 같은 결정체인 수산화인회석을 뼈안에 조성하려면 뼈에 중요한 미네랄, 칼슘, 인(그리고 마그네슘)이 언제나 생리적으로 건강한 관계를 유지해야 한다. 과학자들은 칼슘과 인의 적절한 비율이 무엇보다 중요하다고 말한다.

칼슘이나 인이 너무 많아도 뼈에는 해롭다. 장에서 혈액으로 흡수되는 것은 기껏해야 1/10 정도에 불과한데 칼슘글루콘산염이나 칼슘탄산염 같은 칼슘제를 복용하면 4~6% 정도는 아예 흡수조차

되지 않는다.

이것이 문제의 시작이다. 칼슘만 단일 조제한 것은 신장과 방광을 통해 몸에서 인을 제거한다(정신과 의사나 신경학자들은 병적으로 인이 많은 환자에게 인을 줄이도록 칼슘제를 처방하기도 한다). 보통 장에서 인을 70% 흡수하는데 칼슘제를 복용하면 흡수율이 30%미만으로 떨어져 위험하다.

비결 32

치즈를 먹으면 칼슘과 인을 적당한 비율로 유지할 수 있다.

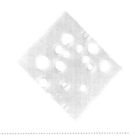

인의 흡수율은 칼슘제를 어느 정도 복용하느냐에 따라 다르다. 칼슘을 복용한 만큼 혈액 내에 병리상의 비율을 다시 유지하기 위해 인을 뼈에서 추출해야 한다. 이렇게 함으로써 오히려 뼈는 더욱 약해진다. 매일 칼슘제를 2~4g 혹은 그 이상 복용한다면 철분 또한 제 기능을 다하지 못하여 신장질환의 위험을 초래한다.

그러나 혈액에 칼슘이 많은 것보다 더 심각한 것은 인을 과도하게 흡수하는 것이다. 피자, 햄버거, 소시지, 육류식품 같은 가공식품이나 즉석식품에는 인산염이 매우 많이 들어있다. 콜라나 레모네이드 같은 단 음료수도 마찬가지다. 핫도그를 먹으며 콜라를 마시면 그야말로 최악이다. 그러면 어떻게 될까? 70분 정도 지나면 체내의 특정 샘에서 경계경보를 발령하고 혈액에 많은 호르몬을 분비한다. 부갑상선호르몬은 칼슘과 인의 비율을 알맞게 맞추기 위해서 뼈에 있는 중요한 칼슘을 없애 버린다. 그리고 이 끔찍한 악순환은 계속된다.

33. 골격에 필요한 영양소

칼슘은 골격에 가장 필요한 영양소이다. 이 미네랄 칼슘을 인과 같은 다른 물질과 적당한 비율로 뼈에 계속 공급하는 것이 중요하다. 알맞은 비율이어야 장이나 신장, 혈액, 뼈 등 생체기관이 혼돈하지 않고 생리적 균형을 이룰 수 있다. 알맞은 비율이 아니면 영양소를 이리저리 빼면서 비율을 맞추려 할 것이다. 다양한 종류의 치즈, 우유, 요구르트, 아몬드, 견과류, 무화과열매, 계란 노른자위, 콩류, 양배추, 시금치, 회향풀, 생선, 초콜릿 등에 천연칼슘이 풍부하다.

치즈를 많이 먹는데도 뼈가 약한 사람들이 있다. 특히 여성들이 그렇다. 칼슘이 용해되려면 단백질과 철의 흡수처럼 위산에 주로 의존해야 하므로 이런 현상이 일어날 수 있다. 이는 칼슘이 이온화되거나 전기로 충전된다는 뜻이다. 미네랄은 단지 이온화되기만 해도 다양한 신진대사 활동에 참여할 수 있다. 그렇지 않고 칼슘이 용해되지 않은 채 관절에 저장되면 관절염을 일으키거나 피부에 주름이 생긴다. 식사 전에 사과식초를 물에 타서 1스푼 정도 먹는다. 이렇게 하면 확실히 더 많은 위산이 분비된다.

우리는 매일 먹는 음식물을 통해 인과 인산염을 넉넉히 섭취하고 있다. 햄버거, 피자, 단 음료수를 피해 인과 인산염을 줄여야 한다.

뼈는 또한 마그네슘을 많이 지니고 있다. 간식으로 호박씨, 아몬드, 땅콩, 헤즐넛, 호두, 해바라기

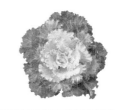

씨를 섭취해 보자. 이 모두가 마그네슘이 풍부한 음식이다.

뼈를 형성하는 세포에는 비타민B_{12}가 많이 저장되어 있다. 이 세포들은 1.6km 정도 길이에 매우 복잡하게 얽힌 얇은 혈관과 연결되어 있는데 이 혈관을 통해 비타민을 공급받아 새로운 뼈 물질을 생산해 낸다. 비타민B_{12}는 간, 콩팥, 고기, 생선 등에 풍부하다. 채식주의자인 경우 소금에 절인 양배추나 요구르트를 먹으면 B_{12}를 충당할 수 있다. 이 음식들이 발효하면서 B_{12} 분자를 생성하기 때문이다.

비타민K는 양배추, 시금치, 브로콜리, 그린 샐러드, 완두콩, 오이, 꽃양배추에 많은데 이 역시 칼슘과 비타민D와 더불어 관절작용에 참가한다. 그러나 뼈에는 여기서 언급한 몇몇 영양소뿐 아니라 비타민, 미네랄, 아미노산 등 여러 영양소가 모두 필요하다는 사실을 잊어서는 안 된다.

34. 햇볕이 뼈를 강하게 한다

태양은 우리 몸을 따뜻하게 해주는 일만 하는 것이 아니라 우리를 지배하고 다스린다. 태양광선의 작은 입자인 광자는 물리력이 없기 때문에 자연은 비타민D를 만들었다. 비타민D는 태양의 전령 역할을 하며 콜레스테롤을 함유한 피부세포에서 합성된다. 이 피부세포는 합성된 비타민D를 우리 몸에 있는 70조에 달하는 세포의 핵에 운반한다. 운반된 비타민D는 유전자를 자극해 전사인자로써 세포의 신진대사를 촉진한다.

이외에도 비타민D는 몇 가지 다른 중요한 일을 한다. 비타민D는 미네랄 칼슘이 장의 점액을 지나 혈액을 통해 뼈와 치아에 칼슘염을 비치하는 일을 돕는다. 더 나아가 비타민D는 우리 몸의 인산염의 균형을 맞추고 칼슘-인의 비율을 규제하는데, 이것은 건강한 골격을 유지하는데 매우 중요한 일이다. 비타민D는 지방을 용해할 수 있다. 용해된 지방은 담즙의 도움으로 장에 흡수되고 25-하이드록시콜레칼시페롤의 형태로 신장으로 운반된다. 거기서 뼈를 강하게 만들기 위해 활발히 움직인다.

비결 34

햇볕을 쬐는 것은 도움이 된다. 햇볕 속을
50분만 걸어도 뼈가 튼튼해질 것이다.

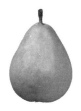

하는 일로 봤을 때 태양과 별다를 바 없는 비타민D가 뼈를 강하게 만든다. 이 때문에 햇볕을 많이 쬐는 것이 매우 중요하다. 나이가 들수록 뼈에는 햇볕이 더 많이 필요하다.

뼈를 튼튼히 하기 위해 비타민D가 풍부한 음식을 먹는 것도 도움이 된다. 특히 냉수성 어류, 이를테면 꽁치, 연어, 넙치, 참치, 대구, 송어, 정어리 등의 기름에 비타민D가 풍부하다. 간, 콩팥, 우유, 달걀, 곡물에도 풍부하다. 특히 대구의 간유는 최고의 비타민D 공급원이다. 그렇다고 너무 많이 먹으면 지방 용해 비타민이 과도하게 축적되어 조직에 독성을 유발할 수도 있다.

35. 골다공증은 주로 여성에게 생기는
뼈질환이다

　폐경을 맞거나 폐경이 지난 여성들은 에스트로겐을 합성하는 능력이 점차 상실된다. 이 호르몬은 뼈 물질이 약해지는 것을 막고 뼈에 칼슘흡수를 높여준다. 에스트로겐은 또 다른 호르몬인 칼시토닌의 분비를 증가시켜 뼈에서 칼슘이 대량으로 빠져나가는 것을 막는다.

　문제는 마지막 월경 이후 여자들은 종종 아침에 소변으로 중요한 뼈 물질을 배설함으로써 많은 양의 칼슘을 잃는다는 것이다. 이 상황에서 이른바 '현대인들의 영양공급 방식'인 즉석식품이나 가공식품을 먹어서는 이러한 치명적인 손실을 결코 보충할 수 없다. 이 때문에 폐경기가 지난 여성은 매년 전체 뼈의 1.5% 정도를 잃게 된다.

　이 증상이 바로 골다공증이다. 자칫 잘못하다간 관절이 부러지기 일쑤다.

　폐경기가 지난 여성은 피부에서 비타민D가 덜 합성되는데 이 또한 골다공증의 한 원인이 된다. 이들은 비타민D를 생리적 활성형

태인 콜레칼시페롤로 전환하는 능력을 상실하는데다가 콜라겐과 뼈의 원 재료를 구성하는 기초단백질인 프롤린도 너무 많이 상실한다.

자, 여기 좋은 소식이 있다. 다음과 같이 하면 골다공증으로 인한 치명적 손실을 쉽게 막을 수 있다.

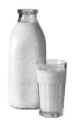

비결 35

골다공증에 맞서 싸우자. 뼈를 튼튼히 하려고 노력한 만큼 성과를 얻을 것이다.

1) 신선한 과일에 들어있는 비타민C는 뼈에 칼슘공급을 활성화한다.
2) 미량원소인 붕소는 과일과 견과류, 야채에 많이 들어 있는 것으로 병적으로 소변에 칼슘이 섞여 배설되는 것을 막아준다.
3) 치즈, 요구르트, 우유처럼 칼슘이 풍부한 음식을 섭취하자.
4) 하루에 한 번 적어도 20분간 햇볕을 쬐자.
5) 부신선의 기능을 활성화하자. 이것은 줄어든 에스트로겐 분비량을 일부 보충해 줄 것이다. 곡물, 씨, 레시틴과 같이 콜레스테롤이 풍부한 음식을 섭취하자.
6) 규칙적인 운동을 하자.

36. 뼈에 스트레스를 가하면 좋다

흥미로운 것은 유전자는 환경과 생활방식에 적응한다는 점이다. 모두 합쳐서 8만 개의 활성 유전자가 만드는 유전형은 사람마다 같아 공통된 인간의 특성을 이룬다. 반면 표현형은 유전자 전사에 관여해 저마다 다른 개인의 특성을 형성한다. 가령 머리가 빨간 사람이 있는가 하면 갈색인 사람도 있다. 또 어떤 사람은 키가 작고, 어떤 사람은 크다. 이렇듯 사람의 표현형은 각양각색이다. 그러나 그들 모두는 인간이다.

표현형은 여러 가지 요인에 의해 쉽게 영향 받는다. 다시 말해 표현형은 내외에 존재하는 결정인자에 좌우된다는 뜻이다. 유전적으로 물려받은 머리색, 지리적 위치, 육체적 노력 등이 내외 결정인자들의 몇 가지 예이다. 시카고에서 마이애미로 이주하면 색소 생성유전자를 자극해 피부를 더 검게 만든다. 윗몸 일으키기를 하거나 무릎 굽히기를 하는 것도 유전자를 자극해 근육을 발달시킨다. 이렇듯 표현형은 상황에 따라 바뀐다.

요지는 이렇다. 사람의 표현형은 생활방식, 식습관, 기후 등에 영향을 받는다는 것이다. 뼈 역시 적응성이 뛰어나 뼈에 어느 정도 스트레스를 주느냐에 따라 강도가 결정된다. 이 때문에 뼈는 단 1분도 똑같을 때가 없다. 뼈의 강도는 먹는 음식과 스트레스를 가하는 정도에 따라 다른 것이다. 뼈는 모든 변화에 매우 민감히 반응하며 그 변화에 적응한다. 우리는 유전자에 자극받아 환경이나

비결 36

우리는 뼈를 운동시키기만 하면 된다. 그 나머지는 유전자가 다 알아서 할 것이다.

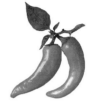

생활방식 등의 변화에 몸을 적응하게 된다. 이 능력은 생명체가 수백만 년 간 진화하면서 얻어낸 가장 중요한 성과물이다. 이 능력 덕분에 생명체, 심지어 식물까지도 환경변화에서 살아남을 수 있었던 것이다.

이 능력이 없었다면 많은 종이 멸종했을 것이다. 6천5백만 년 전 공룡은 커다란 유성이 지구와 부딪치면서 급격한 기후변화를 가져옴으로써 멸종한 것으로 과학자들은 보고 있다. 공룡처럼 거대한 동물이 그렇게 짧은 시간에 이런 엄청난 환경 변화에 적응하기란 유전적으로 불가능했던 것이다.

그러나 뼈에 좀더 스트레스를 가하고 충분한 영양분을 공급해주면 튼튼해질 수 있다. 뼈를 강하게 만드는 법에 대해서는 다음에 더 다루기로 하자.

37. 웨이트를 사용하여 뼈를 튼튼히 하자

우리가 걸을 때마다 뼈에 가해지는 중력은 늘어난다. 누군가 아파서 계속 누워있기만 한다면 뼈에 가해지는 압력이 거의 없기 때문에 뼈가 약해진다. 침대에서 내려와 한 발 내딛는 것만으로도 뼈의 원상복구 속도는 빨라진다. 뼈에 영양분을 공급하는 것은 튼튼한 뼈를 만들기 위한 노력의 반 정도에 지나지 않는다. 웨이트를 사용하는 운동을 하거나 기타 여러 가지 운동을 하자. 그러면 뼈세포가 활력을 되찾아 활발한 신진대사를 일으킬 것이다.

파랗고 빨갛고 노란(심지어 분홍이나 민트색도 있다) 갖가지 보기 좋은 웨이트 보조기구들이 스포츠용품점에 진열되어 있는 것을 본 적이 있을 것이다. 웨이트 보조기구(납 벨트 등)를 발목 위 종아리에 차기도 하고 팔에 차기도 한다. 또는 허리에 착용해도 된다. 이렇게 하면 중력이 증가하면서 자연히 뼈에 압력이 가해진다. 적어도 초기에는 연습시간을 줄여 무리하지 않도록 한다. 1kg짜리 4개를 허리와 장딴지에 차고 3분간 훈련한 효과는 아무것도 차지 않고 30분간 운동한 것과 같다.

웨이트 보조기구를 착용하고 운동하는 순간 뼈 전체에 활력이 되살아날 것이다. 그것도 3분 이내에! 전문가들은 이 훈련이 뼈에 주는 효과를 알면 사람들은 하루도 거르지 않고 매일 몇 분간이라도 꾸준히 운동하게 될 것이라고 한다. 운동 특히 웨이트를 사용하는 운동은 골절을 예방하는 데 도움이 되며 골다공증이나 뼈 손실

비결 37

뼈가 존재의 이유를
깨닫도록 해주자.

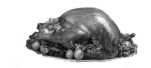

의 위험을 줄여준다. 운동하기 전에는 몸을 풀어줘야 다치지 않는다. 1~2분간 스트레칭을 하면 부상을 피할 수 있고 운동 능력도 향상된다. 가벼운 준비운동으로 혈액순환이 촉진되면 뼈와 근육에 영양분이 잘 공급되어 이 때문에 체온이 올라간다. 이로써 근육과 뼈가 유연해지고 부상의 위험을 줄일 수 있다. 운동과 피트니스에 대해서는 이 책 뒷장에서 다시 설명한다.

　뼈에는 에어로빅, 재즈댄스, 걷기, 조깅, 자전거타기, 등산, 수영, 테니스 등 그 어떤 운동이라도 좋다. 어딘가를 오를 때는 에스컬레이터나 엘리베이터를 타지 말자. 텀블린을 이용하는 것도 아주 좋다. 집이 좁아도 할 수 있다. 텀블린 위에서 점프하면 운동하는 동안 뼈에 가하는 중력이 커진다. 텀블린은 걷기나 조깅보다 신진대사를 더 촉진한다.

38. 관절을 보호하는 법

관절을 다친 적이 있는가? 때로 관절을 움직이지 못하거나 관절이 굳어서 운동을 못한 적이 있는가? 관절은 뼈 사이를 유연하게 연결해 주는 부위로 강하면서 탄력 있는 결체조직으로 되어 있다.

관절의 패인 곳은 연골이 있어 충격을 완화하고 뼈가 서로 맞닿아 통증이나 불편을 일으키는 일이 없다. 또한 관절은 차로 말하자면 충격흡수장치인 에어백과 같다. 관절은 젤리처럼 매끄러운 윤활액으로 차 있다. 연골과 윤활액에는 스펀지처럼 물과 무기질 염류를 대량 흡수할 수 있는 프로테오글리칸이 들어있다. 프로테오글리칸 덕분에 관절은 기름칠한 피스톤처럼 유연하게 미끄러져 나갈 수 있는 것이다.

그런데 우리의 관절은 불쌍하게도 너무 시달리고 있다. 영양분이 부족하거나 기타 여러 가지 이유로 프로테오글리칸이 떨어지면 관절은 급격히 건조해져 유동성을 잃게 된다.

나이가 들수록 이렇게 되기가 쉽다. 이는 관절피막 내에 액체를 조여 주는 윤활막이 붓게 되면서 관절액이 빠져나가기 때문이다.

비결 38

관절은 민감하다. 신체의 다른 어떤 부위
보다도 더 신경 쓰고 돌봐야 한다.

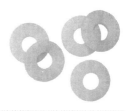

그러면 연골은 약해지고 닳아 염증이 생기면서 처음으로 고통을
느끼게 된다. 관절의 열이 식지 않은 상태에서 무리하게 되면 이런
증상이 발생할 가능성이 높다.

관절에 문제가 생기는 이유는 외상을 입었을 때를 제외하고는
언제나 영양 부족 때문이다. 관절세포에 오랫동안 영양공급을 제
대로 하지 않으면 연골, 윤활액, 프로테오글리칸이 약해진다. 유리
기가 방어력을 상실한 세포를 공격하게 되고 백혈구나 프로스타글
란딘, 류코트리엔 같은 면역물질이 유입되면서 염증이 생긴다. 그
리고 이 악순환이 시작된다. 여기에 세포질과 같은 매개자와 열을
일으키는 발열물질이 가세하면서 증상은 더 악화된다. 신경섬유가
지나치게 당겨지고 조직 호르몬은 연골이나 근육질의 분해를 자극
한다. 이 때 병원에 가보면 의사는 이른바 관절염이라는 무서운 진
단을 내릴 것이다.

올바른 식습관을 갖는 것이 중요하다. 관절의 건강은 영양이 풍
부한 음식에 달려있다. 그리고 원활한 혈액순환으로 관절을 따뜻

하게 하자. 춥거나 물기 있는 곳에 관절을 노출해서는 안 된다. 관절로 고생하고 있다면 1~2주 정도는 잠을 잘 때 관절을 따뜻하게 감싸 줄 무릎보호대를 착용하는 것이 좋다. 또한 옷을 따뜻하게 입고, 너무 찬물로 샤워하는 일이 없도록 해야 한다. 관절에 문제가 있다는 것은 신체의 다른 기관보다 관절이 훨씬 빠른 속도로 늙어가고 있다는 증거임을 언제나 염두에 두자. 관절에 젊음을 되찾아 주자. 전혀 어려운 일이 아니다.

39. 진주 같은 치아로 아름다움을…

   우리는 놀랍고 작은 하얀 창조물을 32개 갖고 있다. 치아는 본래 어딜 가나 힘든 일을 한다. 모든 종류의 음식물을 찢어야 하고 때로는 오래되어 딱딱한 빵이나 질긴 고기도 뜯어야 한다. 재미있는 것은 그 힘든 일을 치아는 좋아한다는 것이다. 치조골은 몸의 모든 조직 중 가장 칼슘교체율이 높다. 그리고 최고인 것이 또 하나 있다. 얇은 층으로 치아를 덮고 있는 에나멜로 우리 몸에서 가장 견고한 물질이다. 고고학자들은 수천 년 된 해골인데도 치아가 튼튼히 남아 있는 것을 보고 매우 놀라워한다. "이것은 4200년 된 유골인데 이빨이 나보다 더 튼튼한 것 같소. 나는 이제 겨우 44세인데 말이오." 오늘날 영양학자들은 오로지 나쁜 음식 때문에 치아가 나빠진다고 지적한다.

   뼈와 비슷하게 치아도 주로 칼슘과 인으로 구성되어 있다. 우리는 에나멜이나 치아의 하얀 물질을 보면서 치아에는 혈관이 하나도 없다고 생각하겠지만 사실 그렇지 않다. 우리는 현미경을 통해 놀라운 세계를 볼 수 있다. 에나멜은 그 자체가 우주왕복선에 칠한

티타늄처럼 딱딱하고 광택이 난다. 그런데도 무수히 많은 작은 통로가 있어 그 통로를 통해 원자나 작은 분자, 또는 이온들이 치아의 표면으로 올라올 수 있다. 그 아래에는 상아질이 있는데 이곳에서 비타민, 미네랄, 단백질을 운반하려고 신경을 곤두세우게 되면 통로가 더 커진다. 치아는 내부에서 영양분을 공급받길 원하고 혈액과 침에 있는 면역물질로 보호받길 바란다.

충치와 충치 예방법

충치를 원하는 사람은 아무도 없다. 치아도 그럴 것이다.

충치란 무엇인가? 간단히 말해 그것은 치아가 썩는 것이다. 충치는 모든 박테리아를 입안으로 불러들이며 큰 소리로 이렇게 외친다. "여기는 엄청난 곳이야. 놀라워. 지상낙원이 따로 없다니까. 따뜻하지, 촉촉하지, 1~2시간마다 단 물질이 대량으로 들어오지."

설탕이 많이 들어간 음식이나 스파게티와 베이글 같은 가공된 곡물을 먹으면 구강이 걸쭉한 음식물로 채워진다. 식사 후에 이를 닦지 않으면 음식 찌꺼기가 그대로 남는다. 칫솔질을 한다 해도 이런 음식물은 쉽게 없어지지 않으므로 계속 남아있게 마련이다. 소화기 내에 음식 찌꺼기가 남아 있으면 어디든 박테리아가 끓기 마련이다.

박테리아(또는 바이러스, 균, 기타 미생물)로 인한 문제점이라면 박테리아는 먹으면 먹을수록 절제하고 만족하기보다는 오히려 식성이 더욱 좋아진다는 것이다. 그렇다고 기하학적 숫자에 달하는 박테리아의 우두머리와 다음과 같은 협상을 한다는 것은 돌이킬 수 없는 크나큰 실수를 저지르는 것이다. "좋아. 이번 한 번만 카라

멜 사탕 준다. 이것만 먹고 입안에서 떠나야 돼. 모두들 알겠지?"

이들은 '나쁜 놈'들이기 때문에 결코 떠나지 않을 것이다. 우두머리는 아마 이렇게 말할 것이다. "아까 들은 말 신경 쓰지 않아도 돼. 방금 피자하고 음료수 주문하는 소리를 들었거든. 먹을 것은 계속 들어온다니깐." 박테리아는 자손을 기하학적 숫자로 계속 퍼뜨린다. 그나마 다행인 것은 박테리아의 생명력은 기껏해야 몇 시간, 혹은 몇 분에 지나지 않다는 것이다.

우리가 초콜릿을 먹으면 입안에 있는 박테리아는 초콜릿에 들어 있는 당분을 먹고 소화시켜 유기산을 입안에 남기는데 이것이 에나멜을 공격한다. 이 과정은 단 음식을 먹은 지 10분도 채 안 돼 끝난다. 박테리아가 만든 유기산으로 침과 치아의 얇은 막은 산성이 된다. 우리가 단 것을 계속 먹는다면 박테리아는 한층 더 강하게 에나멜을 공격할 것이다. 우리가 단 음식을 더 이상 먹지 않을 때 비로소 박테리아는 먹을 것을 구하지 못해 공격을 중단한다.

가장 만성적으로 퍼진 감염이 바로 충치다. 충치를 유발하는 박테리아를 연쇄상구균이라 부른다. 연쇄상구균만 없으면 아무리 단 음식을 많이 먹는다 해도 충치가 생기지 않는다. 반면에 피자와 콜라를 먹는 순간 순식간에 입안에는 수십조에 달하는 연쇄상구균이 번식하게 된다. 탄수화물을 구성하는 가장 작은 입자인 포도당 이외에도 자당은 박테리아가 좋아하는 식사인데 여기서 박테리아는 글루칸을 만든다. 다당류는 일종의 유기조직 층으로써 치아 표면에 달라붙는다. 이렇게 용해되지 않고 끈적끈적 달라붙어 떨어지지 않는 층이 동시에 수천 마리의 연쇄상구균에게 은신처를 제공할 것이다. 공격을 방어하는 보호막의 역할도 한다.

《박테리아의 천국》

❧ 박테리아는 플라그 층에 있는 작고 끈적끈적한 홈에 보금자리를 마련한다.

❧ 동면에 들기 전의 마멋(다람쥐의 일종)이나 곰처럼 박테리아는 앞 날을 위해 자당으로 프룩탄을 합성한다. 이 특수 다당류는 저장이 가능하므로 박테리아는(아주 영리하다) 그것을 재합성하여 다시 먹을 수 있는 탄수화물로 만든다.

❧ 물론 그렇게 함으로써 산성 환경이 계속 발달하여 치아에 손상을 준다. 잠자리에 들기 전에 단 음식을 먹는 것이 치아에 가장 나쁘다.

❧ 단 과일도 당을 함유하고 있어 박테리아의 먹잇감이 된다. 오렌지, 배, 딸기는 당분이 8%인 반면 사과, 바나나, 포도(건포도 포함)는 15%에 달한다. 직접 갈았다 해도 과일주스 역시 마찬가지다.

❧ 플라그 박테리아는 탄수화물 성분의 신진대사를 활성화시켜 유기 산을 형성하는데 이것은 그람양성(그람 염색법에서 알코올로 탈색 되지 않는 세균에 대한 말) 박테리아, 타액단백질, 지질, 소화되지 않은 다당류가 거대한 젤라틴 형태로 치아의 표면에 달라붙는다.

❧ 단 음식이나 탄수화물이 풍부한 음식, 스낵 등을 먹으면 몇 분 후 발효하기 시작하여 몇 시간 지속되기도 한다. 이렇게 합성된 산은 ph지수를 위험 수위인 5.3~5.7까지 떨어뜨리게 되는데 이쯤 되면 에나멜에서 광물질이 빠진다.

❧ 스낵이나 단 음료수(가령, 설탕을 많이 넣은 커피)를 먹으면 구강 내의 ph지수는 하루 종일 위험 수위에서 벗어나지 못한다. 이것은 영구적 산이 계속 에나멜을 공격하여 결국 치아가 썩는다는 것을 뜻한다.

❧ 박테리아는 바로 그것을 좋아한다!

치즈, 특히 숙성치즈는 치아에 번식하는 박테리아를 없애주는 완벽한 자연치료제이다. 예를 들어 아주 단 과일 샐러드를 먹는 동안 입안과 침의 ph는 병적인 수준, 이를테면 ph5까지 떨어진다. 이때 치즈를 두 입 정도 먹으면 ph는 즉시 아무런 해가 없는

비결 39

치아가 박테리아와 싸워 이길 수 있도록 돕자. 바로 오늘부터!

7까지 올라간다. 치즈에는 단백질, 칼슘, 인이 많이 함유되어 있어 플라그 산을 중화시킨다. 치즈는 또 치아가 제 기능을 찾도록 자극한다. 침은 달거나 시지 않는 한 치아를 보호하는 중요한 물질이다. 폐경기가 지난 여성은 종종 침이 부족하여 고생한다. 침이 부족하면 구강이 마르고, 이 경우 충분한 양의 침을 삼킴으로써 박테리아를 씻어 내리던 일을 할 수 없게 된다. 더구나 침에는 박테리아를 죽이는 면역글로불린 같은 면역물질이 풍부하다.

불화물이 첨가된 정제나 액체, 소금, 치약 등과 같은 불화물은 치아를 보호하고 충치를 예방한다. 단 음식이나 탄수화물이 풍부한 음식, 스낵 등을 먹은 후에는 반드시 이를 깨끗이 닦아야 한다. 무설탕 껌은 침을 늘리는데 도움이 될 뿐만 아니라 깨끗하고 보호 기능이 있는 침을 치아 사이에 보이지 않는 틈으로 밀어 넣을 수 있다. 우리는 입안에 음식 찌꺼기가 남아있지 않도록 잘 닦아내야 한다. 치아에 하얀 점이 생기면 에나멜에서 광물질이 제거되고 있다는 첫 징후이다. 이제 단 음식을 피하고 치아를 잘 관리하자.

40. 건강하고 아름다우려면
잇몸이 튼튼해야 한다

.

튼튼하고 건강한 잇몸은 소화를 도와준다. 또한 잇몸이 건강하면 웃음 짓는 모습이 보기 좋아 누구든 젊어 보인다. 그런데도 왜 우리는 잇몸에 그다지 신경 쓰지 않을까?

잇몸은 비타민C와 관련이 깊다. 치아 사이에 약간 올라와 있는 피부가 붉게 돌출되면 비타민C가 부족하다는 첫 경고이다. 이는 치은염이라고 하는 잇몸 염증이나 치주염, 또는 턱에서 치조골에 연결되어 있는 치아의 모든 부착물이 약해지거나 병에 걸리는 등의 초기 증상일 가능성이 높다.

물론 다른 원인도 있겠지만 플라그박테리아가 잇몸병을 일으키는 가장 큰 원인이다. 곧 비타민C가 부족하면 잇몸에 염증이 생긴다. 잇몸이 붓고 좀더 지나면 피가 난다. 작은 모세혈관이 찢어지고 박테리아와 다른 병원균이 모세혈관과 세포, 조직 등에 침투한다. 거기다 호시탐탐 기회를 엿보던 유리기가 침투해 들어와 잇몸세포의 보호막을 파괴한다. 유리기는 또한 보호막뿐만 아니라 세포 자체도 파괴한다. 잇몸이 헐어 쪼그라들면 치아가 보기 흉할 정

비결 40

비타민C는 잇몸의 가장 좋은 친구다.

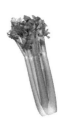

도로 휑하니 드러나 있다가 점점 흔들리고 결국은 빠지게 된다.

식물에도 모세관이 있다. 식물은 자체 생산하는 비타민C로 자신을 보호한다. 식물이 이 필수영양소를 생산하는 이유가 다 있었던 것이다. 혈관이 가늘수록 더 손상되기 쉽다. 이 때문에 잇몸의 모세혈관도 시급히 보호해야 한다. 사과를 한 입 베어 물면 피가 나는가? 사과를 먹을 때는 잇몸에 피가 나는지부터 먼저 확인하자. 비타민C가 풍부하고 신선한 과일을 많이 먹을수록 잇몸은 보호를 잘 받아 건강해진다.

턱뼈에 연결된 치아의 인대는 자신이 튼튼하다는 것을 보여주고 싶어하므로 딱딱한 음식을 씹으면 좋아한다. 무설탕 껌도 잇몸 부착물을 강화하고 잇몸을 마사지해 주므로 도움이 된다.

《30일 안에 뼈와 치아, 잇몸을 튼튼히 할 수 있다.》

* 칼슘이 풍부한 음식을 섭취하자. 뼈에는 귀중한 미네랄이 필요하다.

* 칼슘제는 복용하지 않는다. 칼슘제는 인, 칼슘 그리고 다른 영양분 간의 균형을 깨뜨릴 뿐이다.

* 될 수 있는 한 햇볕을 많이 쬐어 비타민D를 보충하자.

* 규칙적인 운동을 하자.

* 운동할 때 웨이트 보조기구를 사용하면 좋다.

* 뼈에 자극을 준다. 계단을 오르자.

* 영양가 있는 음식을 섭취해 관절을 보호하자. 또 관절을 따뜻하게 한다.

* 아름다운 치아를 위해 구강 내에 있는 박테리아를 없애자.

* 비타민C를 많이 섭취하자. 잇몸에는 비타민C가 좋다.

LOSE WEIGHT THE NATURAL WAY IN ONE MONTH

....

한 달 안에
자연스럽게
살 빼는 법

41. 엉터리 다이어트법과 터무니없는
약속은 잊자

아마도 우리 몸에서 가장 간단한 생리작용이 지방을 저장하고 빼는 일일 것이다. 자연은 우리 모두가 날씬하길 원한다. 왜냐하면 과체중이 아닌 생물체만 살아남아 다음 세대에 강한 유전자를 물려줄 수 있기 때문이다. 자연은 몸이 무거운 사람들이 여기저기 돌아다니는 것을 보고 싶어하지 않는다. 동식물에게는 비만이라는 것이 없다. 예외가 있다면 새끼를 밴 어미나 먹을 것 없이 겨울을 지내야 하는 곰 같은 동물뿐이다.

지방생성(지방축적)과 지방연소(지방세포인 아디포사이트에서 지방을 배출) 작용은 실로 간단하다. 저장된 지방인 트리글리세리드는 오로지 연소하기 위한 연료로 쓰인다. 스트레스를 받으면 우리의 몸은 바싹 긴장하거나 모든 신경을 집중하는 등 신체반응을 보인다. 이것은 70조 세포의 신진대사가 시작되어 그를 위한 연료를 태워야 한다는 뜻이다. 우리 몸에는 겨우 2종류의 연료가 있다. 하나는 탄수화물을 구성하는 가장 작은 입자인 포도당이며 다른 하나는 지방이다. 자, 계산기를 이용해 한번 계산해 보자. 여기 70

무엇을 하고, 무엇을 계획하든 우선
자연에서 해결책을 구하자.

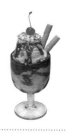

조의 세포가 있고 제각각 타고 있다. 가령 1초에 15~20개, 아니
단 10개의 트리글리세리드가 탄다고 치자. 좋다, 1분에 10개씩 탄
다고 해보자. 거기에다 지방분자가 70 × 10의 24제곱이 심야TV
프로그램 편성표를 들여다보는 시간에 탄다고 생각해 보아라.

비만은 보통 매력이 없는 것으로 여겨지기 때문에 대부분 사람
들은 변하고 싶어한다. 그러다 보니 돈 안 들이고 살을 뺄 수 있다
는 각종 제품이 쏟아져 나오고 있다. 마치 저마다 기적을 장담하면
서 이들에게서 한몫 벌어보려는 것 같다. 이 불운한 사람들에게 체
내 지방은 더 나은 삶을 살고, 더 기분 좋게 살며, 더 나은 지위를
누리고, 인정받으며 사는 데 걸림돌이 된다. 이들은 또 비만이라는
이유로 직업선택이나 배우자 선택에서도 기회를 박탈당한다. 이들
은 겨우 2.5~4.5kg 더 나간다는 이유로 언제나 정당한 목표를 포
기해야 한다.

소녀들이 카페에 모여 떠들어 대는 수다는 대충 이런 식이다.
"버트는 내 뒤만 졸졸 쫓아다녀. 하지만 그 애는 너무 뚱뚱해." 버

트는 표준보다 1.35kg 더 나갈 뿐인데도 그렇다. 회사 사장은 인사 담당자에게 다음과 같이 말한다. "사람을 고용할 때는 남자건 여자건 날씬한 사람을 뽑아야 합니다. 타 경쟁회사들이 하나같이 뚱뚱하고 게으르고 둔한 사람들에게 투자할 때 우리 회사는 날씬하고 가볍고 활동적인 사람을 뽑는 것으로 정평이 나 있습니다. 그것이 우리 회사의 특성이라는 사실 잘 알고 있겠죠?"

　사회가 이러니 너도나도 손쉽게 살을 빼려고 아우성들인 것이다. 하지만 여기에는 돈이 많이 들어간다. 그들을 믿지 말자. 오직 자연만 믿자. 자연이 최고의 친구다. 자연 속에 비만을 해결할 답이 들어있다.

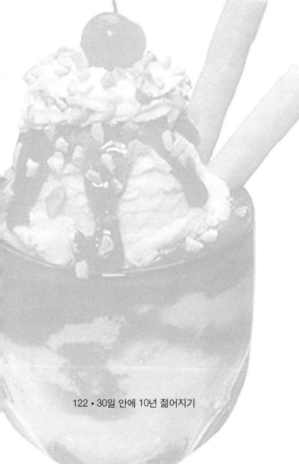

42. 사람들은 어떻게 해서 뚱뚱해지나?

여기 방금 태어난 두 아이가 있다. 둘 다 여자아이다. 이들에게 있는 지방세포의 수는 똑같다. 지방이 0.01마이크로그램 정도밖에 없어 지방세포가 만들어지기 이전의 비어있는 세포의 양과 같다. 그런데 이 세포들은 캐나다와 알래스카 곰이 10월에 겨울을 나기 위해 지방을 축적해 두는 지방세포와 같은 종류다.

이 두 아이의 엄마들은 행복하다. 이들은 가끔 만나 이야기를 나눈다. 한 엄마가 말한다.

"우리 애는 순둥이라 키우기가 편해요. 울거나 짜증내면 달콤한 음료수를 주면 되거든요. 애가 얼마나 좋아하는데요. 주자마자 금세 조용해져요."

이 엄마는 아마도 아이가 단 것을 마실수록 아이의 몸속에 있는 간이 그것을 지방을 축적하는 트리글리세리드로 바꾼다는 사실을 모를 것이다. 탄수화물을 구성하는 가장 작은 입자인 포도당과 지방은 둘 다 산소, 탄소, 수소, 이 세 가지 요소에서 만들어진다. 게다가 간은 피자나 베이글을 능수능란하게 복부지방으로 바꿔 놓는 사람들이 뚱뚱해지는 이유는 간이 달고 쉽게 용해될 수 있는 탄수화물을 지방으로 바꾸기 때문이다.

다. 간이 탄수화물을 지방으로 바꿀수록 지방세포 이전의 빈 세포들이 점차 지방으로 채워져 진짜 지방 세포가 되고 만다. 이 두 여자아이는 이제 13살이다. 둘 다 어린 버찌나무처럼 늘씬해서 어느 누구도 이들이 비만이 되리라고 생각하지 않는다. 그러나 이 날씬한 아이들 중 한 아이는 이미 다른 아이보다 지방세포가 2.5배 정도 많다. 10년 후면 이 어린애들은 꽃다운 나이인 23살이 된다. 이들 중 한 아이는 표준보다 6.3kg 과체중이고 다른 아이는 여전히 날씬할 것이다. 문제는 일단 지방세포가 있거나, 지방세포 이전의 빈 세포가 활동적인 지방세포로 바뀌게 되면 그 크기가 무한정 커진다는 것이다. 지방세포는 보기 흉한 황갈색 지방을 흡수해 자라고 또 자라 원래 크기보다 200~300배 커진다.

사람들이 뚱뚱해지는 이유는 자연이 이들을 돕고 싶어하기 때문이다. 이것이 세포 신진대사의 속성이기도 하다. 콜라를 곁들여 피자를 먹거나 아이스크림, 캔디, 케이크 등을 먹으면 장은 설탕처럼 손쉽게 용해되는 탄수화물과 진짜 지방으로 가득 찬다. 간은 이것들을 저장지방인 트리글리세리드로 전환한다. 그 이유는 겨울은 다가오고 먹을 꿀은 떨어져 참나무 아래 동굴에서 건조하고 불편한 겨울을 지내기 위해 지방을 최대한 저장해야 하는 곰이나 뚱뚱한 사람이나 별반 다를 것이 없다고 자연은 생각하기 때문이다.

43. 지방, 당분, 흰 밀가루식품을
함께 먹는 것이 가장 나쁘다

크리스마스 때 칠면조 요리에 여러 음식을 곁들여 먹는다고 해서 살이 찌지는 않는다. 심지어 포르데하우스(큼직한 고급 비프스테이크)에 감자튀김을 함께 먹어도 괜찮다. 그러나 이런 음식을 먹을 때 제발 단 음료수를 같이 마시거나 식후에 바로 단 후식을 먹는 일은 없도록 하자. 음식은 마음껏 즐겨 먹되 웨이터가 함께 먹으면 좋다고 추천한 달콤한 포도주라든가 스펀지케이크는 삼가는 것이 좋다.

우리가 흰 밀가루나 달콤한 음료수를 먹는 순간 침 속에 있는 호르몬 같은 입자가 그것을 씹어보고는 이 소식을 번개보다 빠른 호르몬 신호를 통하여 혈관이 부드럽게 교차하는 부분에 있는 특정 효소와 세포 외부의 체액, 그리고 지방세포에 전한다. 과학자들이 지단백질 분해효소라 부르는 리파제 효소는 긴장하며 이 맛있는 지방 분자를 기다렸다가 지방세포에 넘겨준다.

쉽게 알 수 있듯이 베이글만 먹어도 지방의 일방통행길이 만들어진다. 지방은 입에서 위를 거쳐 장으로 가며, 장의 점액을 가로

비결 43

핫도그와 아이스크림은 지방을 가장 많이
만들어내는 음식이다.

질러 혈액으로 들어가 간까지 간 후 혈류를 타고 조금도 만족이란
것을 모르는 아디포사이트(배, 엉덩이, 허벅지에 있는 지방 세포)
에 이르게 된다.

여기에다 달콤한 소다를 마시고 단 음식을 먹으면 상태는 더 악
화된다. 단 음식과 지방(햄버거나 핫도그에 있는 숨은 지질 또는
햄에 널려 있는 지방)을 함께 섭취하면 주체할 수 없을 정도로 많
은 지방 분자가 지방저장소로 밀려 들어간다는 사실을 절대 잊어
서는 안 된다.

당분이 가득한 음료수부터 멀리하자. 그것이 손쉽게 체중을 줄
일 수 있는 방법이다. 아디포사이트로 이어진 지방의 일방통행로
를 차단하면 그 후 지방세포는 70조 개의 세포를 연소하는 연료로
쓰도록 트리글리세리드를 방출할 것이다.

44. 성장호르몬은 수백만 년 동안 지방을 태우는 가장 중요한 원료였다

야생동물이나 아이들처럼 해보자. 즉 자면서 살을 빼는 것이다. 우리 몸에는 저마다 이런 유전자 프로그램이 들어있다. 자, 여기에 그 원리가 있다.

유전자의 체중조절 프로그램을 관할하는 본부는 뇌하수체이다. 뇌하수체의 크기는 체리 씨만한데 여기서 8종의 호르몬이 분비된다. 만약 엄지손가락과 집게손가락 사이에 뇌하수체를 놓고 꼭 눌러본다면 나오는 것은 거의 물과 성장호르몬밖에 없을 것이다. 다른 7개의 호르몬은 무시해도 좋을 만큼 미미한 양이다. 이를 보면 성장호르몬이 얼마나 중요한지 알 수 있다.

밤에 잠든 지 약 70분이 지나면 뇌하수체는 매우 바빠진다. 뇌하수체는 엄청난 양의 성장호르몬을 합성해 냄으로써 단시간 내에 혈중농도를 40배 이상 높인다. 이 작은 성장호르몬 분자가 황금열쇠를 쥐고 있다. 이 호르몬은 우리 몸속에 있는 9만 6천km에 해당하는 혈관 속을 몰려다니며 먼저 지방세포인 아디포사이트를 열어 그 안에 든 지방축적물인 트리글리세리드를 방출시킨다. 성장

비결 44

자기 전에 고기를
약간 먹고 레몬주스를
마시면 우리 몸에 있는
지방 세포는 매우 불편한
밤을 보낼 것이다.

호르몬은 스트레스호르몬이다. 오직 스트레스호르몬만이 미국 포트 녹스의 금 보관소처럼 단단히 잠겨 있는 지방세포를 열 수 있다.

여기서 방출된 트리글리세리드는 미로와 같은 혈류를 타고 70조 세포에 전달되어 에너지를 만들기 위해 연소된다. 성장호르몬은 지방세포에서 뿐만 아니라 70조에 달하는 세포 안에서도 활발히 움직인다. 이 호르몬 분자는 그날 하루 동안 스트레스로 심하게 손상을 입은 세포들을 치료하여 재생시킨다. 사람들이 저녁보다 아침에 더 생기 있어 보이는 것은 바로 성장호르몬 때문이다. 물론 효소나 단백질 같은 물질의 덕택이기도 하다. 야생동물이나 아이들은 이 호르몬 덕분에 아침에 일어나면 날씬하고 활력이 넘쳐 보이는 것이다.

그러므로 비만인 사람들도 자면서 살을 빼보면 어떨까? 비만인 사람들은 자고 일어났을 때 체중이 더 나가는 경우도 있고, 극도의 피곤함을 느끼며 잠에서 깨는 경우도 있다. 이유는 간단하다. 비만인 사람들의 뇌하수체가 성장호르몬을 충분히 분비하지 못하기 때문이다. 죽은 환자를 해부해 보면 50-60대 사람들의 뇌하수체는 성장호르몬의 합성이 멈춰있음을 알 수 있다. 그렇다면 왜 뇌하수체는 성장호르몬을 분비하지 않은 것일까? 답은 이렇다.

《기적의 성장호르몬》

✤ 밤새 수십조에 이르는 성장호르몬 중 단 하나를 합성하려면 뇌하수체는 기초 단백질인 아미노산 191개를 조립해야 한다.

✤ 이는 호르몬 분자의 부피가 매우 크다는 뜻이다. 게다가 이 가엾은 뇌하수체는(사실 가엾은 것은 아니다. 뇌하수체는 자기가 하는 일을 좋아하니까!) 몇 시간 안에 최고의 기량을 발휘해야 한다.

✤ 그런데도 충분한 아미노산이 없으면 뇌하수체는 성장호르몬을 목표에 훨씬 못 미치게 생산할 뿐이다. 날씬하고 젊어 보이는데 100%가 필요하다면 단지 80, 70, 56, 42 또는 22% 정도만 생산할 수 있다. 이것만으로는 자는 동안 지방세포를 열거나 70조 개의 세포에 활력을 되찾아 주기가 어렵다.

✤ 밤새 아미노산 191개를 조립하고 세포 70조 개를 상대로 일하려면 뇌하수체를 도와줄 도우미가 필요하다. 가장 중요한 도우미는 비타민C로 촉진제나 효소제공자의 역할을 한다. 이 때문에 몸 안에 있는 어떤 조직보다도 뇌하수체에 비타민C가 가장 많이 들어 있다.

✤ 여전히 밖은 어두운 이른 아침에도 뇌하수체는 전혀 지치지 않고 엄청난 양의 일을 계속하고 있다. 이제 서서히 성장호르몬 생산을 멈춘다. 그런 후 몸이 깨어나도록 생리작용을 촉진하고 그날의 호르몬을 활성화한다.

성장호르몬을 많이 분비하려면 다음과 같이 하면 좋다. 잠자리에 들기 직전에 순수 단백질 식품, 즉 생선이나 냉동육, 닭(껍질 없는 순 살코기가 좋다. 껍질은 콜레스테롤이 집적된 폭탄과도 같다)을 약간(28g정도) 먹는 것이 좋으며 채식주의자라면 두부를 먹는 것이 좋다. 신선한 레몬주스도 한 잔 마신다. 그 외의 것은 절대 안 된다. 빵, 토스트, 마요네즈…… 그 어떤 것도 안 된다.

레몬주스는 위산을 촉진해 잠이 들기 시작하면 몇 시간 만에 단백질이 충분히 소화되도록 돕는다. 아미노산을 꾸준히 유입하면서 장의 점액질을 지나 모든 세포에 도달한다. 이것은 약한 세포의 회복에 선행되어야 할 필수 조건이다. 더 나아가 뇌하수체는 수백 조에 달하는 아미노산의 도착을 열렬히 환영할 것이다. 레몬주스에 있는 비타민C의 도움으로 뇌하수체는 성장호르몬 분자를 합성하고 언제나 한번에 아미노산 191개를 조합하고 그 분자를 혈류에 분비한다.

성장호르몬은 밤에 살을 빼주는 대단한 물질이다. 그것은 신진대사를 활성화시켜 엉덩이, 허벅지, 복부에 있는 트리글리세리드를 연소시킨다. 또한 생리학적 시계를 되돌려 잃어버린 세월을 되찾아 준다. 아마 아침에 일어나면 정신은 맑아지고 의욕이 넘치며 더욱 생기가 돌 것이다. 샤워를 하면서 아주 오랜만에 흥얼흥얼 노래를 부르게 될 것이다.

45. 지방을 태우는 또 다른 요소
── 햇볕, 요오드, 과일

　아마도 우리 몸에서 가장 신비스러운 분자는 간뇌의 일부인 시상하부에서 합성된 갑상선자극호르몬의 유리호르몬(TRH)일 것이다. 이것이 신비로운 이유는 우리 몸에서 가장 작은 단백질이기 때문인데 다른 단백질이 수천 가지의 아미노산으로 구성되어 있는 것에 비해 TRH는 겨우 3개의 아미노산으로만 되어있다.

　TRH는 우리 몸에서 생명의 근원이다. 이 분자는 뇌하수체에서 2.5cm 정도 떨어진 부근을 여기저기 돌아다니며 뇌하수체를 활성화시켜 또 다른 호르몬인 갑상선자극호르몬(TSH)을 분비한다. TSH는 갑상선을 자극하여 갑상선호르몬을 합성한 후 혈액에 분비한다.

　이 호르몬은 우리 몸에서 아직 알려지지 않았지만 하는 일은 '생명공장'을 떠올리면 될 것이다. 과학자를 포함해 어느 누구도 아직 생명체가 어떻게 생겨났는지 모른다. 그러나 갑상선호르몬의 분자 구조는 알고 있다. 이 호르몬은 떼지어 복잡한 혈관을 돌아다니며 70조에 달하는 세포에 이른다. 거기서 이 호르몬은 성냥불을 켜고

비결 45

열대지방 사람처럼 신선한 과일로 몸무게
를 줄이자.

(비유적으로 말하자면) 미토콘드리아에 불을 붙여 미토콘드리아의
작은방에 들어있는 지방과 포도당을 태워 세포에너지를 만든다.

갑상선분자를 만나지 못한 세포는 죽는다. 갑상선분자와 조금
만난 세포는 지방과 포도당을 조금만 태울 수 있다. 갑상선분자가
우르르 몰려든 세포는 많은 양의 지방과 포도당을 태운다. 다시 말
해 갑상선이 제 기능을 발휘하는 사람은 체내에 지방을 태우는 물
질을 풍부하게 가지고 있다는 뜻이다.

갑상선호르몬(여러 종류가 있다)은 일반적으로 요오드 두 부분
과 아미노산 티로신 한 부분으로 구성되어 있다. 요오드 결핍이 지
속되면 지방 조직에 문제가 끊이지 않고 발생한다. 이러한 문제를
지닌 사람들은 일반 식염을 요오드 소금이나 바다 소금으로 바꾸
어야 한다. 해안가에 사는 사람들은 항상 혀에 바닷바람이 가져다
준 요오드 분자가 있기 때문에 내륙에 사는 사람들보다 쉽게 살찌
지 않는다.

갑상선호르몬 분자는 아주 작기 때문에 혈액을 따라 흐르는 유

리기의 공격을 받아 쉽게 파괴된다. 면역체계라는 경찰의 도움이 없으면 이 귀한 호르몬은 목적지인 세포까지 도달할 수 없다. 비타민C는 이 호르몬의 최고 동맹군이다. 신선한 과일을 많이 먹으면 먹을수록 민감한 갑상선호르몬 분자는 세포의 미토콘드리아까지 곧장 갈 수 있다. 이 때문에 신선한 과일이 풍부한 나라에 사는 사람들은 가장 신선한 과일이래 봤자 슈퍼마켓에서 산 5주 지난 포장 딸기를 먹는 사람에 비해 쉽게 살찌지 않는다.

태양도 몸무게를 줄이는 데 일조한다. 햇볕은 날씬하게 만들어 주는 유전자의 활동을 촉진시켜 세포의 신진대사를 활발히 한다. 여기에는 많은 에너지가 필요하므로 지방을 많이 태워야 한다는 뜻이다. 이 과정을 위해 낮에는 가능한 밝은 햇볕을 많이 쬐도록 하자.

46. 저칼로리 식품은 살을 더 찌울 뿐 결코 빼주지 않는다

가령 누군가 칼로리 섭취량을 2,000에서 1,200으로 줄인다면 호르몬 상호간에 오가는 신호체계에는 비상이 걸린다. "먹을 것이 너무 적어. 지금부터 우리는 저장소를 잘 지켜야만 해." 이어서 저 장소 문을 잠그라는 명령이 지방세포에 떨어지고 그러면 지방세포는 더 이상 트리글리세리드를 방출하지 않게 된다. 우리 몸의 조직과 신진대사는 바보가 아니다. 그들은 수백만 년에 걸쳐 진화해온 유전적 경험을 바탕으로 모든 일을 이행한다. 유전자의 기억력은 탁월하다. 유전자는 이렇게 판단한다. "곧 기아가 닥칠 거야. 우리 인간의 유전자는 오랜 역사 동안 굶주린 적이 많았지. 자, 이제부터는 될 수 있는 대로 영양분을 아껴 쓰고 지방은 그대로 유지해야 해. 다가오는 굶주림은 몇 달간 심지어는 몇 년간 지속될 수도 있어."

그래서 지방세포는 빗장을 걸어 잠그고 자물쇠를 채운다. 저장된 지방은 더 이상 연료로 쓰이지 않는다. 그러나 이 사람은 여전히 살아있고 스트레스를 받고 있으므로 당연히 에너지 연소가 필굶으면서 하는 다이어트는 믿지 말자.

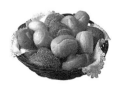

요하다. 그렇다면 연료를 어디서 얻을까? 우선 포도당을 연료로 쓸 수 있다. 포도당은 빨리 연소되는데 여성의 경우 간, 혈액, 근육에 300g 정도 저장되어 있고 남성의 경우 400g 정도 저장되어 있다. 이 정도의 양은 사람이 스트레스를 받는 경우 신경이나 뇌세포에 3~4시간 에너지를 공급할 수 있는 양이다. 신경이나 뇌세포는 연료로 포도당만을 쓰며 지방은 쓰지 않는다. 그 이유는 뇌와 신경 세포는 위험이 닥치거나 먹이감을 잡아야 할 때 번개처럼 빨리 움직여야 하는데 지방은 연소 과정이 너무 느리기 때문이다.

그러므로 저칼로리 식품만을 먹는 사람은 이내 포도당을 소진하고 만다. 포도당 저장소는 텅 비었는데 지방은 여전히 쓸 수 없다. 그럼 어떻게 되겠는가? 이러다 말 그대로 굶어 죽을 수도 있다.

그러나 이런 일은 매우 드물다. 이런 경우 자연은 미리 경고를 보낸다. 만일 그러지 않았다면 자연이 만든 놀라운 생명체는 단지 세포의 에너지 공급원인 포도당과 지방이 없어 죽게 되었을 것이다. 그래서 자연은 진화하는 동안 20종의 아미노산으로 14개의 포도당합성수지를 만들어 낼 수 있는 기능을 가지고 있다. 즉, 간과 신장이 몸 속의 단백질을 포도당으로 바꾸는 것이다. 과학자들은 이 과정을 '포도당생성'이라 부른다.

그래서 우리의 '살빼기' 씨는 먼저 포도당 400g이 빠지면 그 포도당 분자마다 붙어있는 물분자 3개씩도 함께 빠지므로 몸무게는 대략 1,500에서 2,000g 정도 빠질 것이다. 이 때문에 저칼로리 식단으로 살빼기에 '성공'한 듯 보인다.

그러면 체내 기관은 '포도당생성'이 필요하고 또 에너지를 얻어야 하므로 제각각 몸에 있는 단백질을 먹어치운다. 더구나 전체 단백질 저장량의 25%를 가지고 있는 결체조직이 이 과정에 참여하게 되면서 콜라겐을 대부분 빨아내어 분해해서 아미노산으로 만든다. 이렇게 만들어진 아미노산 중 일부가 연소할 수 있는 포도당으로 전환된다.

이런 식으로 해서 사람들은 아름다움과 젊음, 외모, 건강을 모두 잃게 된다. 다시 말해 이 모든 것을 잃고 오로지 지방만 남게 되는 것이다. 다이어트가 끝나자마자 지방세포는 탐욕스럽게 새로운 트리글리세리드를 축적하며 허벅지, 배, 엉덩이 등의 지방세포를 늘릴 것이다.

47. 지방의 일방통행 습관

　사람들처럼 우리 몸도 습관을 좋아한다. 우리는 어떤 일을 항상 같은 방식으로 한다. 대단하지 않은가! 몸에게 있어 습관이란 주변 환경에 기꺼이 적응하는 것을 말한다. 예를 들어 보면, 우리 몸의 기관은 항상 일정한 수면량을 원하고 일정한 시간에 일어나는 것을 좋아한다. 또 매일 초저녁마다 개를 데리고 일정한 코스를 산책하는 것도 좋아한다. 갈림길까지 가서 거기서 왼쪽으로 돌아 숲으로 들어갔다가 동쪽 호숫가를 거쳐 집으로 돌아오는 일을 매일 해주길 바란다. 심지어 개도 이런 정해진 길을 좋아한다.

　우리 몸은 날씬한 것을 좋아한다. 그렇지만 때로는 마음을 바꿔 뚱뚱해지고 싶어하기도 한다. 몸무게를 통제하는 수만 가지의 유전자 중 하나만 바뀌어도 우리 몸은 변한다. 이는 아무 문제될 것이 없다. 유전학자들은 이것을 '변이'라고 부른다.

　비만은 흔히 수백만 개의 유전자 중 단 하나가 변이를 일으켜 생기기도 한다. 이런 변이는 담배를 너무 많이 피우거나 친구나 애인과 떨어져 혼자 사는 경우에 생기기도 한다. 어쩌면 애리조나에서 사람들은 왜 날씬해지지 않을까?
그것은 지방의 일방통행 습관이 유전자에 기록되어 있기 때문이다.

알래스카로 이주한 탓일 수도 있다. 변이가 일어나는 경우는 무수히 많다. 변이가 일어나면 그 사람에게 어떤 특별한 습관이 생기게 된다. 예를 들어 너무 많이 먹거나 너무 적게 먹거나 또는 생리적으로 어떤 문제가 생기기도 한다.

이때 장에서 일방통행만 하는 지방이 만들어져 점액과 혈액을 경유하여 간으로 들어갔다가 거기서 바로 배, 허벅지, 엉덩이 등에 있는 지방세포로 옮겨간다. 지방의 신진대사가 어쩔 수 없이 일방통행밖에 못한다면 그런 사람들은 아무것도 먹지 않고 아무리 껌과 커피만으로 살을 빼려 해도 결코 살을 뺄 수 없다. 왜냐하면 하루 종일 장에서 분비되는 트리글리세리드가 지방세포인 아디포사이트로 꾸준히 흘러 들어가기 때문이다. 마치 이는 물이 전혀 없어도 차라리 말라버리고 말지 절대 역류할 생각을 하지 않는 저 미시시피 강처럼 한쪽으로만 흘러가기 때문이다.

다음 장에서는 어떻게 지방의 일방통행 습관을 바꿔 지방분자가 지방세포에서 나와 70조에 이르는 체세포에 에너지를 공급하는 연료로 쓰일 수 있는지 그 방법을 알아보자.

48. 인슐린 — 지방의 폭군

일방통행 지방을 형성하는 데 결정적 역할을 하는 것은 췌장에서 분비되는 호르몬인 인슐린이다. 말하자면 인슐린은 모든 지방세포가 제대로 잠겨있는지 감시하는 야간경비원과 같은 존재로 수십억 개에 달하는 지방세포에게는 최고의 친구다. 혈액 내에 인슐린 양이 증가하면 지방세포는 지방을 계속 보존할 수 있다.

인슐린은 포도당, 이른바 혈당을 세포로 운반하는 호르몬이다. 포도당 분자가 점액벽을 지나 혈액 속에 유입될 때마다 췌장은 그에 상응하는 만큼의 인슐린 분자를 분비한다. 인슐린은 혈당을 정상으로 유지해 준다. 그러나 포도당 분자가 혈액에서 세포로 미처 운반되지 못하면 혈중 인슐린 농도는 상승한다. 나아가 인슐린 농도가 계속 높은 상태로 있으면 지방세포는 트리글리세리드를 내주려 하지 않는다. 그 이유는 인슐린이 일종의 동화 작용을 일으키는 호르몬으로 포도당과 지방 같은 연료를 저장하고 지방산 합성을 촉진하기 때문이다. 다시 말해 인슐린 농도가 계속 상승하는 한 지방세포는 지방이 더 쌓이기를 기다리지, 절대 지방을 내보내려 하지 않는다는 뜻이다. 이렇게 해서 일방통행 지방이 만들어지는 것이다.

비만인 사람들의 문제가 대부분 여기서 비롯된다. 오랫동안(몇 개월 또는 몇 년) 비만인 사람의 유전자는 이를 습관적 상황이라 여기고 여기에 적응하려 한다. 결과적으로 유전자는 한두 가지 변이를 일으키게 되고 이런 유전자의 지배를 받고 있는 단백질이 그 변이에 맞춰 변하는 것이다.

이로 인해 이른바 과학자들이 '인슐린 저항'이라 부르는 증상이 나타나는데 이 증상이 있는 사람들은 대개 뚱뚱해진다. 인슐린 수용체는 세포의 막에 있다. 예를 들어 지방세포의 경우 인슐린 수용체가 25만 개나 되는데 그렇게 많은 이유는 트리글리세리드를 합성하는데 인슐린이 필요하기 때문이다. 문제는 혈당량이 높으면 높을수록 (아이스크림을 많이 먹거나 하면 포도당이 늘어난다) 췌장은 인슐린을 많이 분비한다는 것이다. 이와 동시에 세포는 한꺼번에 트리글리세리드가 너무 많아지는 것을 막기 위해 수용체의 수를 대폭 줄인다.

과학자들은 이 현상을 '하향조절'이라 부른다. 그것은 운명적으로 혈액 내의 인슐린 농도가 지나치게 증가하는 현상을 가져온다. 이런 현상을 겪는 사람들은 가끔 인슐린의 농도 증가가 만성이 되어 많이 먹을 때나 적게 먹을 때나 별 차이가 없는 경우가 있다. 이렇게 되면 아무리 애써도 지방은 절대 빠지지 않는다.

이것이 지방의 일방통행이다.

거의 굶어죽을 정도로 먹지 않는 데도 살이 조금도 빠지지 않는 사람들이 처한 난관이 바로 여기에 있는 것이다. 국수나 베이글 같

밀가루 음식과 단 음식 그리고 지방이
많은 음식을 피하자.

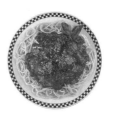

은 밀가루 음식과 단 음료수를 포함한 단 음식을 피하는 것만으로
도 지방의 일방통행에서 벗어날 수 있다. 이렇게만 해도 췌장에서
분비되어 혈액으로 유입되는 인슐린의 양이 줄어들 것이고 세포는
인슐린 수용체의 수를 다시 늘릴 것이다.

이제 혈액 내에 인슐린이 조금이라도 쌓이면 자동적으로 세포가
먹어 치울 수 있다. 혈액 속 인슐린 양이 줄어들면 일방통행만 하
던 지방은 이제 방향을 돌린다. 마치 일방통행 길이던 다리가 양방
통행이 가능해져 신호등에 따라 통제되는 것과 같다. 초록 불이 커
지면 지방은 지방세포에서 나와 모든 체세포의 연료실로 흘러 들
어간다.

49. 지방세포를 없애는 데 운동이 미치는 영향

새 천년이 시작된 오늘날 우리는 현대의 과학자들 덕분에 많은 사실을 알게 되었다. 실제 이들이 한 일이라고는 자연의 매혹적인 퍼즐을 푼 것뿐이다. 그래도 어쨌든 우리는 이들에게 감사해야 한다.

사실 원리는 매우 간단하다. 예를 들어 근육 세포는 우리 몸에서 가장 지방을 많이 연소하는 곳이다. 특히 심장 근육이 가장 많은 지방을 태워 에너지로 전환하는데 그것은 심장이 우리 몸에서 가장 강한 근육이기 때문이다. 단백질 합성의 양에 따라 세포의 힘이 결정되는데 단백질 합성은 리보솜이라 불리는 작은 단백질 분자 공장에서 일어난다. 근육세포에 리보솜이 많으면 많을수록 더 많은 지방이 탈 것이다.

건강한 사람의 근육세포에는 대략 20만 개의 리보솜이 있는데 여기서 아미노산을 조립해 필수 세포 단백질을 만든다. 이 세포에는 지방을 태우는 작은 오븐이라 할 수 있는 미토콘드리아 1천 개

운동을 통해 세포의 신진대사는
활성화하고 지방은 빼자.

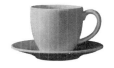

가 들어있어 세포 에너지를 생산한다. 운동을 할수록 근육세포에 있는 리보솜과 미토콘드리아의 수가 늘어나고 이에 따라 지방을 더 많이 연소할 수 있다.

아이들은 하루 종일 뛰어 놀면서 근육세포에 크고 좋은 지방 연소기를 제공한다. 야생동물도 마찬가지다. 하루 종일 뒹굴거리기만 하거나 거의 움직이지 않으면 리보솜과 미토콘드리아의 수는 급격히 줄어들어 정상 수치의 20% 정도밖에 안 된다. 그러면 세포, 특히 근육 세포도 자신이 태울 수 있는 지방의 20%밖에 태울 수 없다.

다행인 것은 리보솜과 미토콘드리아의 수는 시시각각 변한다는 것이다. 집안에서 뒹굴거릴 때는 근육세포에 기껏해야 리보솜 3만 2천 개, 미토콘드리아 170개밖에 없으나 한 20분 정도라도 밖에 나가 뛰거나 걸으면 집에 들어올 때쯤이면 이 작은 지방연소기가 3배는 늘어나 있을 것이다.

그러므로 운동으로 날씬해질 수 있다.

50. 먹어야 할 음식과 피해야 할 음식

컴퓨터와 첨단기술의 발달로 뛰어난 연구가들이 이제 각종 분석 기기를 이용해 세포의 진행과정을 1/1000조g의 분자도 관찰할 수 있게 되었다. 좀더 이해하기 쉽게 말하면 이들은 지금 창 밖으로 바쁘게 움직이는 도시인들을 보듯 모든 세포를 들여다보고 있는 것이다.

이런 방법으로 연구가들은 감탄의 눈길로 지방의 신진대사를 바라보고 있다. "아하! 이런 식으로 움직이는구나."

이 연구를 통해 이제는 지방연소 음식과 지방생성 음식을 분명히 구분할 수 있게 되었다. 비만인 사람들은 지방 '연소성' 음식을 먹어야 하고 지방 '생성성' 음식은 피해야 한다.

《먹어야 할 음식》

- 과일.
- 야채, 콩류(類)
- 샐러드
- 요리하지 않은 채식성 식품
- 버섯
- 체에 거르지 않은 곡류 식품
- 콩이나 두부
- 현미(가공하지 않은 쌀)
- 감자
- 우유와 유제품
- 달걀
- 기름을 제거한 육류
- 껍질 벗긴 가금류(오리, 칠면조, 닭 등)
- 생선

《피해야 할 음식》

- 설탕, 단 음식(초콜릿 등), 단 음료
- 흰 밀가루 음식
- 흰쌀밥
- 감자튀김
- 소시지
- 고지방 햄이나 베이컨
- 고지방 육류
- 가금류의 껍질
- 마요네즈, 드레싱이나 소스
- 케이크, 파이, 크림, 푸딩, 패스트리, 쿠키
- 아이스크림

《유전자의 도움으로 30일 안에
날씬해지는 법》

❉ 어떤 다이어트도 완전히 믿지는 말자.

❉ 단 음식과 지방이 많은 음식, 흰 밀가루 음식은 절대 먹지 말자.

❉ 자기 전에 연한 고기나 생선에 레몬주스를 곁들이면 성장호르몬이
분비되어 지방을 분해한다.

❉ '세 가지 요소'의 놀라운 효과를 믿자. – 요오드, 햇볕, 과일

❉ 저칼로리 식품은 날씬해지기는커녕 살을 더 찌울 뿐이다.

❉ 지방의 일방통행 습관을 바꾸어 에너지 연료로 태울 수 있게 하
자.

❉ 인슐린 문제가 있다면 이것부터 해결하자.

❉ 운동으로 지방연소를 촉진하자.

❉ 먹어야 할 음식과 피해야 할 음식을 철저히 가리자.

비결 50

'지방연소성' 음식을 먹고 '지방생성성'
음식은 피하자.

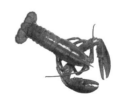

PSYCHE AND NERVES: HOW TO BECOME A HATTIER PERSON IN ONE MONTH

정신과 신경,
한 달 안에 더
행복해지는 법

51. 유전자에 들어있는 행복 코드

뱁새나 고릴라, 심지어 들쥐 같은 야생동물은 순식간에 잠들고 아침에도 쉽게 일어난다. 이들은 행복감에 열정적으로 하루를 시작한다. 그럴 수밖에 없는 것이 호시탐탐 자신들을 노리는 동물들 때문에 언제나 위험을 느끼며 살기 때문이다.

야생동물의 신경과 뇌는 유전자와 호르몬, 신경펩타이드의 상호작용에 의해 조절되는데 이 작용으로 야생동물은 깨어있는 동안 공격적이면서 '낙천적'이 된다. 이런 동물들은 희망과 절망 사이에 나타나는 감정의 기복을 경험하지 못한다. 물론 그것은 인간과 달리 동물에게는 의식이 없기 때문이다.

하지만 독수리에게 의식이 있다고 가정해도 독수리는 우리 인간과 달리 비관, 절망, 근심 따위를 느끼지는 않을 것이다. 그 이유는 독수리의 뇌와 신경세포는 영양분이 충분하고 100% 신진대사를 하기 때문이다. 이것이 바로 자연이 원하는 바이다. 모든 피조물의 뇌와 신경세포는 충분한 영양분을 갖고 끊임없는 생존경쟁을 위해 적에 대항할 준비를 한다.

비결 51

우리 내부에 잠들어 있는 '행복' 유전자를
흔들어 깨우자.

우리 인간들의 경우에도 유전형의 속성상 유전자 코드에 희망과
행복이 들어있다. 인간 유전자의 총량은 창조될 때부터 지금까지
변함이 없다.

우리가 해야 할 일은 뇌와 신경세포에 영양분을 충분히 공급하
는 일 뿐이다. 무엇보다도 휴식과 수면으로 이들을 회복하는 것이
중요하다.

52. 불안과 두려움과 절망을 느끼는 이유

　자연은 우리에게 자상한 어머니와 같다. 우리가 뇌와 신경세포에 영양분을 제대로 공급하지 않으면 세포는 우울, 근심, 불안 등의 감정을 일으켜 영양분이 모자란다는 사실을 자상하게도 미리 알려준다. 자연은 체내 기관이 제대로 준비되지 않았는데 인간이 위험을 무릅쓰거나 어떤 도전을 받아들이는 것을 원치 않는다.

　야생동물에게도 마찬가지다. 예를 들어 토끼가 여우를 피해 울타리 안으로 숨어들었다. 두려움에 떨며 쫓기던 토끼의 뇌와 신경세포가 모든 영양분을 빼앗아 간다. 단백질, 비타민, 미량원소의 손실과 결핍상태를 보충하는 데는 시간이 좀 걸린다. 토끼는 부족분을 채우고 나서야 용기를 내어 울타리 밖으로 나갈 수 있다. 우리 인간도 이와 똑같다. 소심해지고, 비관적이 되고, 갈등을 피하는 것은 생화학적으로 우리 뇌와 신경세포에 영양분이 부족하다는 신호이다. 자연은 우리 손을 잡고 안전한 곳으로 데려가고 싶어한다(예를 들면 평화롭고 고요한 방). 그곳에서 자연은 우리를 이렇게 위로한다.

겁냄으로써 우리는 자연의 사랑과 친절을
느낄 수 있다. 자연은 가장 애정이 깃든
비밀인 행복 키우는 법을 우리에게
알려주는 것이다.

"여기서 좀 쉬렴. 네 뇌와 신경세포는 너무 지쳐 있단다. 나는 네
가 다치는 것을 원치 않아. 지금부터는 너무 무리하지 말거라. 너
는 지금 아프단다, 얘야." 누구나 당황스러울 정도의 감정변화를
경험해 보았을 것이다. 아침에 일어날 때는 활기차게 말한다. "오
늘은 너무 상쾌하다." 그러나 3시간도 지나지 않아 의기소침해진
다. 이러한 감정의 기복은 어디서 비롯되는 것일까? 자연은 친절
하게도 우리의 뇌와 신경세포를 '근심'으로 채움으로써 스트레스
상황을 이겨내도록 만든다. 뇌와 신경에 얼마나 영양분을 잘 공급
하느냐에 따라 우리 몸의 신진대사는 100% 가동할 수도 있고 90,
75, 48% 심지어 그보다 더 낮게 가동할 수도 있다.

　70조에 달하는 세포로 구성되어 있어 체내 기관의 기능은 매우
복잡한 편이다. 그러나 자연이 우리의 삶을 이끄는 방식은 매우 간
단하다. 날씬해지는 것도, 잠에 빠지는 것도 우리가 생각하는 것보
다 훨씬 간단하다. 또한 좀더 행복한 사람이 되는 것도 생각보다
쉽다. 여기에 대해서는 다음에 더 다루도록 하자.

53. 뇌에 영양분을 공급하면 신경계는
매우 행복해한다

우리 몸의 근육은 에너지를 발산하기 위해 지방을 태우는 일을 마다하지 않는다. 뇌와 신경세포는 기초탄수화물인 포도당만 태우는데 그 이유는 포도당이 쉽게 잘 타기 때문이다. 뇌와 신경은 빠른 결정을 내려야 하므로 순식간에 그들에게 많은 세포 에너지를 줄 수 있는 연료가 필요하다. 지방을 태우는 것이 연탄불로 태우듯 느린 것이라면 포도당을 태우는 것은 가스레인지로 태우듯 빠르다고 할 수 있다. 이 때문에 자연은 포도당 분자를 매우 간단하게 만들었다. 포도당은 장에서 혈액으로 특히 뇌와 신경세포로 많이 유입된다.

뇌와 신경세포에 포도당을 공급하는 일은 행복한 사람이 되기 위한 첫걸음이나 다름없다. 포도당은 혈당이라 부르기도 한다. 따라서 표준혈당을 유지하기만 하면 뇌와 신경체계는 즐겁게 포도당을 태우며 어린 참새처럼 생기가 넘친다. 만약 혈당량이 너무 낮으면 세포에 영양 공급이 줄어들어 뇌와 신경체계는 마치 늙은 악어처럼 기력이 없어진다. 이것이 바로 저혈당증이라는 증상이다. 저혈당증인 경우 우리는 쉽게 지치고 만성 피로에 시달리며 신경과민과 불안증세를 보인다. 이런 증상은 몸에 이상이 있다는 첫 경고다.

표준 혈당량은 혈액 100mm당 80~120mg이다. 당뇨병은 혈당을 세포로 운반하는 인슐린을 너무 적게 분비해 혈액에 혈당이 300mg 또는 그 이상에 이르는 증상이다. 이와 달리 혈당이 80 또는 그 이하이면 단 음식을 많이 찾게 된다. 단 음식을 먹으면 포도당이 즉시 늘어나 혈당을 높여 주므로 저혈당인 사람은 기분이 좋아진다. 여자들은 포도당 저장소가 남자들보다 작기 때문에 저혈당증에 걸릴 확률이 더 높다. 저혈당증은 비만을 일으키는 위험요인 중 하나다.

문제는 포도당이 빨리 녹으면 췌장에 경보를 울려 더 많은 인슐린을 혈액에 분비한다는 것이다. 그러면 인슐린은 혈당량을 떨어뜨리게 되는데 이 경우 대개는 혈당이 급격히 떨어져 그 결과 뇌와 신경세포는 포도당을 다시 연료로 소모해야 하는 악순환을 맞게 된다.

특히 혈당량 수치가 45, 40 심지어 그 밑으로 떨어지면 상황은 훨씬 심각해진다. 이에 어떤 사람들은 알코올이 포도당의 형태로 혈액에 빠르게 유입되어 몇 초면 뇌까지 도달한다는 사실에 착안해 술을 마시기도 한다. 그러면 저혈당증 사람들은 아주 잠시 황홀감을 맛보기도 한다. 하지만 그런 기분은 잠시일 뿐 곧 혈당이 급격히 떨어져 다시 술을 찾는 일이 되풀이된다.

뇌와 신경세포에 행복을 가져다 줄 수 있는 방법은 단 음식을 철저히 피하는 것이다.

비결 53

뇌와 신경세포가 에너지 원료를 마음껏 쓸
수 있도록 해주자. 그러면 뇌와
신경세포는 우리에게 활력을
선사할 것이다.

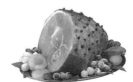

베이글, 토스트, 빵 등 흰 밀가루 음식을 가공하지 않은 완전곡
물로 바꾸자. 완전곡물에는 복합 탄수화물이 들어있는데 이 탄수
화물은 장에서 서서히 분해되어 포도당 분자를 몇 시간에 걸쳐 혈
액에 공급한다. 따라서 뇌와 신경세포는 혈액에서 포도당을 계속
빨아들여도 혈당량은 일정하게 유지할 수 있는 것이다.

아침 식사는 탄수화물이 적고 단백질이 풍부한 음식으로 하는
것이 좋다. 뇌와 신경세포에 좋은 음식으로는 희고 부드러운 치즈,
두부, 저지방 냉동육, 구운 쇠고기, 껍질 없는 닭고기, 생선, 새우,
호밀흑빵, 체로 거르지 않은 완전밀가루 빵 등이 있다. 여기에 커
피나 차 등 마시고 싶은 것을 곁들이면 된다. 단 설탕을 넣어서는
안 된다. 자, 이렇게만 하면 아침 내내 기분이 상쾌함은 물론 피로
나 의욕상실, 근심 등이 사라지고 단 음식이나 초콜릿 등을 찾는
일도 더는 없을 것이다.

이제 뇌와 신경세포는 연료로 가득 차 있다. 연료를 가득 채우는
일이 우리가 더 기분 좋고 행복해질 수 있는 첫 걸음인 것이다.

54. 제 2단계 — 신경세포를 안정시키자

신경과민은 종종 불운, 실패, 비극 등을 초래하기도 한다. 예를 들면 부부가 둘 다 신경이 날카로워져 이혼하는 경우가 있다. 이들은 상대방을 이기적이라 낙인찍고 비난하며 헤어진다. 좋다. 이 경우 변호사들에 의하면 충분히 이혼사유가 된다. 그러나 자연에게는 전혀 먹히지 않을 소리다. 자연은 부부가(심지어 동물의 암수도) 단지 건강치 못한 신경으로 인해 헤어지는 것을 원치 않는다.

신경과민으로 면접시험에서 떨어지거나, 일생 동안 배우자를 찾지 못하거나, 심지어 주변에 친구가 전혀 없을지 모른다. 신경과민은 말하자면 단점이자 부적절한 것이다.

하지만 생화학적으로 봤을 때 신경과민은 전혀 다른 의미가 있다. 뇌와 신경세포에는 그들을 둘러싸고 있는 두껍고 기름진 층인 '수초' 라는 것이 있다. 이 수초가 바로 뇌와 신경세포를 보호해 준다. 경우에 따라서는 둘둘 말린 두루마리 화장지처럼 100겹 이상으로 쌓인 수초도 있다. 이를 보면 자연이 신경세포를 보호하기 위해 얼마나 애쓰고 있는지 잘 알 수 있다. 수초를 이루고 있는 수삭은 전기절연체로 신경자극신호를 보내는 데 반드시 있어야 하는 것이다.

이러한 수초는 점성을 지니고 있어 신경은 너무 마르지도 너무 축축하지도 않다. 수초가 말라버리면 신경이 밖으로 노출된 느낌을 받아 언제나 짜증을 잘 내고 불안해하며 극도로 예민해진다. 이 수초의 상태는 스트레스를 받는 정도와 마지막으로 먹은 음식에 따라 시시각각 변한다. 누군가 마음의 안정과 평화를 도저히 찾을 수 없다고 말한다면 신경이 날카로워졌거나 수초가 손상을 입었을 가능성이 높다.

최근에 발견된 세 가지 주요 유전자는 안정을 유도하는 새로운 수삭을 계속 생성한다. 과중한 스트레스를 받는 사람과 신경이 매우 예민한 사람들이 처한 어려움이 있다. 이들의 수초는 스트레스와 패스트 푸드 때문에 매우 가늘어져 있다. 신경세포는 유전자에게 수삭을 생산해 달라고 애원한다. 그러나 유전자는 "미안해. 새 수삭을 만들려면 영양분이 충분해야 하는데 그렇지가 못하구나" 안타깝게도 신경세포의 간절한 요구를 들어줄 수 없다.

이런 이유로 많은 사람들이 신경과민을 겪고 있다.

수삭의 주요 성분은 콜레스테롤과 단백질, 그리고 지방산, 인산, 콜린의 합성물인 스핑고마이엘린, 비타민B군(群) 등이다. 콜린은 액체 상태로 콜레스테롤을 유지하는 데 매우 중요하다. 콜린이 없으면 수초는 점성을 잃어 신경세포막이 서로 붙게 된다. 신경이 날카로워지는 것은 당연지사 아니겠는가?

콜린이 없으면 콜레스테롤은 신경세포막 내에서 뿐만 아니라 전체 기관 내에서도 악취를 풍기게 된다. 그리고 죽은 단백질과 섞여

비결 54

콜린은 신경질환을 치료해 준다.

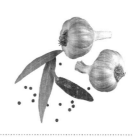

수초 위에 뒤범벅된다. 그러면 신경 신호는 느려지고 여기저기 신경세포들이 생각하는 자체를 고통스러워한다. 이 지경에 이른 사람들은 짜증이 나고 신경이 날카로워질 뿐만 아니라 무엇에도 집중하지 못한다. 더 심한 것은 세포의 전기성이 저하되는 것이다. 그 결과 영양분이 제대로 세포에 전달되지 못한다. 자연히 호르몬과 신경전달물질 사이의 교류에 이상이 생기고 이로 인해 무관심해지고 냉혹해지는 등 감정 결핍 현상이 발생한다.

이 모든 것은 수삭이 생리적으로 신경세포와 신경세포의 축삭, 낭비에르(Ranvier) 결절을 충분히 감싸지 못한 탓이다.

약국에서 40% 정도의 콜린을 함유한 자연 레시틴을 사서 복용하면 도움이 될 것이다. 자연은 우리에게 신경을 건강하게 만들어 줄 콜린을 선물해 주었고, 이 선물로 우리는 36시간 이내에 신경을 안정시킬 수 있다. 곧 우리는 기분이 좋아지고 마음의 평화를 되찾는다. 그리고 스트레스나 갈등 상황에서도 잘 대처해 나갈 수 있을 것 같은 자신감이 생긴다.

55. 행복은 작은 신경세포 소낭에서 나온다

정신없이 바쁜 세상에서 우리는 이렇게 한탄하는 사람들을 많이 본다. "도대체 나에게 무슨 문제가 있는지 모르겠어요. 몇 년 전만 해도 나는 사소한 것에도 기뻐했어요. 꽃, 별똥별, 데이지꽃의 줄기를 신기하듯 바라보는 작은 벌레를 보면서도 나는 기쁨을 느꼈어요. 그런데 지금은 어떤 줄 아세요? 도무지 즐거운 일이라곤 눈 씻고 찾아봐도 없어요. 어떤 일에도 열정이 안 생기고 사랑에 빠지는 일도 없죠. 마치 내 자신이 빈 병 같아요."

목수의 작업장에서 옷장이 만들어지듯 행복은 신진대사라는 작업장에서 만들어진다. 목수가 나무를 재료로 삼듯 우리의 뇌와 신경세포는 티로신을 원료로 사용한다. 뇌와 신경세포의 소낭에 티로신이 많으면 많을수록 사람들은 이 티로신이라는 물질에서 더 많은 행복을 만들어낼 수 있다.

티로신은 단백질의 기본 입자인 아미노산의 일종으로 뉴런 내에서 또 다른 아미노산인 페닐알라닌에 의해 합성되거나 외세포의 액체에서 흡수되기도 한다. 몇몇 생합성 처리 과정을 거쳐 뉴런의 작업장에서는 티로신 분자가 도파민으로 전환된 후 다시 노르에피네프린으로 바뀐다. 도파민과 노르에피네프린은 둘 다 신경전달물질로 우리 몸 곳곳에 좋은 기분을 전달한다.

《우리 몸속의 '행복제조기'》

❧ 도파민은 우리에게 고른 감정과 늘 고요한 내면세계, 그리고 정신적 평화를 가져다주는 물질이다. 이것은 나이 든 사람들의 행복을 만든다. 나이가 들수록 도파민이 행복감을 주는 격렬한 신경전달물질인 노르에피네프린으로 전환되는 비율이 줄어든다.

❧ 노르에피네프린은 젊은층과 중년층의 "행복제조기"다. 자연은 동물이 쫓고, 쫓길 때, 먹잇감을 주시하고 다룰 때, 새끼를 갖기 위해 짝을 놓고 치열한 경쟁을 벌일 때, 카리스마를 보일 때, 멋지게 짝을 유혹할 때, 그 때마다 적극적이고 공격적인 행동을 취하도록 노르에피네프린을 만들었다.

❧ 노르에피네프린이 중요한 이유는 또 있다. 이 신경전달물질은 우리 자신의 신진대사에서 합성해 내는 엔돌핀 같은 오피오이드 펩타이드를 잘 관리한다. 노르에피네프린은 이런 마취성 물질의 생명을 절반 더 연장시킨다. 그래서 우리 몸속에 노르에피네프린이 많으면 많을수록 오피오이드 펩타이드는 더 활발히 신진대사 작용을 한다. 그렇게 되면 우리는 열정과 행복, 낙천적인 성격을 유지할 수 있게 된다.

비결 55

자연이 우리 몸 안에 자그마한 "행복제조기"를 만들 수 있게 돕자.

기쁨을 선사하는 수십조의 도파민과 노르에피네프린이 만들어
지면 두 개의 신경세포 사이에 있는 시냅스(신경근연접)이라는 소
낭에 저장된다. 학교에서 돌아온 아이가 집에 뛰어 들어오며 밝은
목소리로 "엄마~ 엄마" 하고 부를 때면 엄마의 시냅스 소낭이 열
리고 수십조에 달하는 신경전달물질이 신경계와 뇌 곳곳에 흩어지
면서 엄마에게는 뜨겁고 달콤한 행복감이 물밀 듯 밀려온다.

오랫동안 제약회사들은 이 자연물질을 제조하려고 노력해 왔다.
그러나 그것은 부질없는 일이었다. 제약회사들은 한 병의 캡슐로
우리 몸에 행복을 안겨다줄 수 있는 노르에피네프린이나 도파민을
복제하려 했으나 실패했다. 그래서 다른 방법으로 이 환상적인 신
경전달물질이 신진대사로 인해 소진되는 것을 막는 약을 개발했
다. 그들은 이 약을 모노아민 산화효소 방지제라 명명했다. 신경과
전문의나 정신과 전문의들이 처방한 이 약은 시중에 많이 나와 있
다.

제약업계의 최근 성과로는 재흡수(신경세포가 자극전달이 끝난
전달물질을 다시 흡수하는 것) 방지제가 있다. 재흡수 방지제는 시
냅스 소낭에 저장되어 있는 이 신경전달물질들이 행복을 전달할
수 없는 뇌와 신경세포의 액상 세포솔로 다시 빨려 들어가지 못하
게 만든다. 인위적으로 좋은 기분을 만들어내는 모노아민 산화효
소 방지제나 재흡수 방지제는 둘 다 자연의 뜻에 어긋나는 것이라
할 수 있다. 만약 자연의 뜻이었다면 이 두 방지제는 나무나 수풀
어디에나 널려 있었을 것이다.

《이제 자신이 직접 행복전달물질을 만들어보자》

❀ 식전에 레몬주스나 물에 탄 사과식초를 마시자. 이렇게 하면 위액에 산을 공급하여 음식물에 있는 단백질을 더 잘 분해한다. 이로써 더욱 많은 티로신을 뇌와 신경세포에 전달할 수 있다.

❀ 건강식품점에서 구입할 수 있는 콩 레시틴에는 포스파티딜콜린이 40%씩이나 함유되어 있다. 이 비타민은 미주신경에 있는 콜린뉴런의 주요 성분이다. 콜린뉴런은 소화기를 따라 뻗어있다. 뉴런에 콜린이 풍부하면 우리가 음식을 섭취하자마자 음식물을 연소시킨다. 이것이 또한 위산 분비를 촉진할 것이다.

❀ 티로신에서 도파민이나 노르에피네프린으로 신진대사 하는 데는 대량의 비타민C가 필요하다. 그러므로 신선한 과일을 많이 섭취해 신경과 뇌에 비타민C를 많이 공급해야 한다. 우울증을 겪거나 짜증을 많이 내는 사람들은 대개 비타민C가 부족한 사람들이다.

❀ 칼슘은 자연이 만들어낸 최고의 신경 안정제 중 하나이며 신경전달물질을 분비하는 데도 반드시 필요하다. 우유, 치즈, 요구르트 등을 많이 섭취하자.

❀ 지금까지 말한 내용을 잘 기억해 따라하면 뇌와 신경세포의 움직임이 활발해진다. 이것은 도파민과 노르에피네프린을 생성하는 효소의 합성을 촉진할 것이다. 말단신경은 더 많은 단백질 원료를 저장하고 이에 따라 신경전달물질의 활동은 활발해져 신경계 곳곳에 행복을 선사한다. 이 상태는 단지 몇 분이 아니라 몇 시간 지속된다. 아마 새롭게 태어난 기분을 느낄 것이다!

56. 동물들처럼 일할 때와 쉴 때를
명확히 구분하자

　우리가 동물에게 확실히 배워야 할 점이 하나 있다. 동물들은 먹고 먹히는 극도의 긴장상태에 있으면 온 정신을 집중하여 매우 적극적이 된다. 이 때 동물들은 자신들의 능력을 100% 다 발휘한다고 과학자들은 말한다. 반면 그런 긴장상태가 아니면 완벽하게 휴식을 취한다. 마치 동물들에게 적극적인 활동에서 휴식으로, 휴식에서 적극적인 활동으로 완전 전환하는 스위치가 있는 것 같다. 우리가 전기 스위치를 켰다, 껐다 하는 것처럼 말이다.

　생화학적으로 동물들은 식물성 신경계 내에서 교감신경이 부교감신경으로, 또는 부교감신경이 교감신경으로 바뀐다. 교감신경계는 심장박동, 순환, 맥박, 뇌파, 갑상선 기능을 강화하는데, 이 모든 것이 몸을 긴장하게 만든다. 이때는 생존경쟁에서 별로 쓸모없는 소화력이나 성욕 등은 약해진다. 부교감신경계는 이와 정반대다. 그것은 오히려 소화력을 증진시키고 활동력은 약화시킨다. 이 두 신경계 사이의 완전한 상호 전환이 모든 야생동물의 생존력에 결정적인 영향을 끼친다.

이것은 인간에게도 마찬가지로 적용되어 더 나은 생체리듬을 갖는데 도움이 된다. 우리는 긴장상태에 전적으로 몰입하지 못할 때가 많다. 그것은 하루 동안 긴장상태가 너무 오랜 시간 지속되기 때문이다. 휴식을 취할 때면 상황은 더 안 좋다. 교감신경에서 부교감신경으로 제대로 전환이 안 되다 보니 한두 시간 소파에 누워 있는

비결 56

일할 때와 쉴 때를 명확히 구분하자.

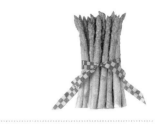

동안에도 여전히 그날 해야 할 일이며 걱정거리 등 온갖 일에 정신을 팔게 된다. 그런 잡념들을 없애기란 쉽지 않다. 그러나 몸과 마음을 충분히 회복할 수 있도록 제대로 쉬는 방법이 있다.

숲이나 공원 등 자연으로 나가 30분 정도 거닐며 전적으로 자기 자신에게만 몰두해 보는 것이다.

– 시냇물이 흐르는 소리에 귀기울여 본다.
– 흘러가는 구름을 본다.
– 바람에 흔들리는 나뭇가지를 바라본다.
– 푸른 초원을 본다.

집에 돌아올 때쯤이면 마음이 차분해질 것이다. 우리 몸의 신경계는 안정되고 에너지는 증가한다.

57. 천국 같은 잠

멜라토닌이라는 수면호르몬이 있다. 이것은 뇌의 작은 송과선에서 만들어지는 것으로 우리가 밤에 잠들 때 필요한 호르몬이다.

다른 중요한 신경물질과 마찬가지로 멜라토닌의 이전 단계는 단 하나의 아미노산인 트립토판이다. 자연은 인간이나 동물들을 재우려고 신진대사가 난리법석 떠는 것을 원치 않는다. 잠과 꿈은 매우 중요하다.

다른 아미노산과 마찬가지로 트립토판은 우리가 매일 섭취하는 음식에 들어있다. 트립토판이 혈류를 통해 뇌에 도달하면 신경전달물질인 세로토닌으로 전환된다. 그런 다음 세로토닌은 뇌송과선에서 멜라토닌으로 바뀐다. 이 세 물질은 세 쌍둥이와 같다. 신진대사를 통해 간단한 음식물에서 잠 호르몬을 만드는 것은 매우 쉬운 일이다. 이 또한 자연이 신체의 회복을 위해 잠을 얼마나 중요하게 여기는지 잘 보여준다.

아미노산은 모두 20종류가 있는데 이 중 8개는 일일 식단에서 반드시 섭취해야 하는 필수아미노산이다. 트립토판은 필수아미노

비결 57

달콤한 것이 수면을 취하는 데
도움이 된다.

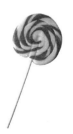

산 중에서 가장 작고 약하며 사실 가장 희귀한 물질이다. 식사 후 한두 시간이 지나고 나면 흡수된 모든 아미노산은 피를 통해 뇌에 도달한다. 여기에는 아주 좁은 통로가 있어 혈액과 뇌의 장벽구실을 한다. 이곳은 혼잡하고 서로들 무자비하게 밀쳐대므로 자칫하면 가장 약한 입자는 잃기 쉽상인데 트립토판이 바로 그 경우다. 뇌송과선은 트립토판을 기다리지만 결국 트립토판은 오지 않는다.

5,000년 전 중국의 의원들은 황제에게 잠을 청하려면 설탕을 넣은 차를 마실 것을 권했다. 이는 지금도 유효하다. 밤늦게 단 것을 먹거나 마시면 포도당과 인슐린이 혈액 속에 유입된다. 인슐린은 곧바로 체세포에 포도당뿐만 아니라 무겁고 단단한 아미노산을 공급한다. 이런 방법으로 작은 트립토판 분자는 별 어려움 없이 혈액과 뇌 사이의 장벽을 통과할 수 있다. 뇌에 트립토판이 많아지면 세로토닌이 증가하고 나중에는 수면호르몬인 멜라토닌도 증가한다.

따뜻한 우유, 꿀과 같은 달콤한 음료가 효과 만점이다(설탕을 권하고 싶은 마음은 전혀 없지만 어쨌든 설탕 한 스푼만 먹어도 도움이 된다). 저녁을 일찍 먹도록 하자. 저녁식사로는 단백질이 많지 않은 것이 좋다(고기나 가금류, 생선 등을 줄인다). 그 이유는 소화 단백질이 계속 신진대사를 일으켜 수면을 방해하기 때문이다. 불면증이 있는 사람에게는 탄수화물이 풍부한 음식이 좋다. 예를 들자면 양념이 잘된 지중해식 토마토소스를 얹은 스파게티가 대표적이다.

58. 승자가 되는 법

승자가 되느냐 패자가 되느냐는 그저 분자일부의 차이에 의해 결정 된다. 에피네프린과 노르에피네프린이 서로 다른 것이 바로 분자일부인 메틸기에 차이가 있기 때문이다. 이 둘은 모두 스트레스 호르몬으로 긴장감과 집중력을 높여주어 우리가 어떤 종류의 긴장 상황에도 잘 대처할 수 있도록 준비시켜 준다. 그러나 에피네프린은 노르에피네프린에 있는 행복물질이 부족하다.

그러므로 우리가 난관에 직면했을 때 대처하는 방식을 통해 각 개인이 승자 스타일인지 패자 스타일인지 알 수 있다. 승자는 스트레스를 좋아한다. 이 때문에 그들은 자신만만하며 적극적이고 활동적이다. 패자 스타일은 스트레스를 싫어한다. 이 때문에 그들은 의기소침하다. 에피네프린 타입은 스트레스 상황에서 보통 수동적 자세를 취한다. 이들은 갈등을 회피한다. 사실, 몸을 움직이거나 정신력을 발휘해야 하는 모든 상황을 피한다고 해도 과언이 아니다.

에피네프린은 주로 신장부근의 골수에서 주로 합성되어 혈류를

비결 58

필요없는 메틸기(화학기호 CH₃)를
내줌으로써 승자가 되자.

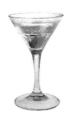

통해 운반되는데 전체 순환계를 흐르는데 8초씩이나 걸린다. 노르
에피네프린은 자율신경계의 절후뉴런에서 생성된다. 이 '승자' 분
자는 교감신경을 자극해 적극적인 자세를 취한다. 노르에피네프린
은 신경계 내에서 번개보다 더 빠른 속도로 전달된다.

　자연은 노르에피네프린 분자를 더 선호한다. 그 이유는 그것이
에피네프린 분자보다 더 강하고 피조물을 우수하게 만들 수 있기
때문이다. 노르에피네프린은 우리를 기분 좋게 해주며 우리의 상
상력을 자극해 창의력을 키워준다. 모짜르트가 작곡을 하거나, 셰
익스피어가 희곡을 쓰거나, 12살 아이가 엄마의 립스틱으로 무언
가 정신없이 그리거나, 엄마가 한껏 들떠 여름휴가 계획을 세울 때
이들은 모두 노르에피네프린 스타일이다. 반면 패자에게는 분자
내에 메틸기가 하나 더 있긴 하지만 상상력도 창의력도 행복감도
부족하다.

　노르에피네프린의 전 단계는 아미노산인 티로신(여기에 대해서
는 비결 55를 참조하면 된다)이다. 뇌나 신경세포에 티로신이 고

갈되거나 티로신이 제대로 공급되지 않으면 신장 부근의 골수는 많은 양의 에피네프린을 분비해 스트레스를 통제한다. 왜냐하면 자연은 티로신이 부족하다는 이유 때문에 피조물 잃기를 원치 않기 때문이다. 그래서 흔히 에피네프린이 대체 물질로 작용한다. 승자의 전달물질인 노르에피네프린은 없어도 에피네프린만 있다면 적어도 생존은 가능하다. 어떻게 하면 신경과 뇌세포를 '승리의 힘'으로 채울 수 있을까? 비결 55를 다시 읽어보자.

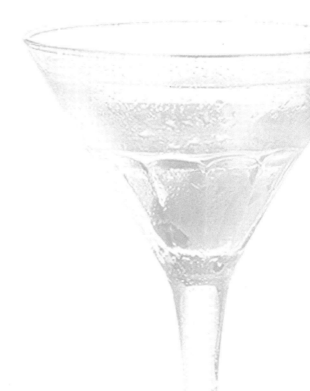

59. 아인슈타인과 겨뤄볼까?

아인슈타인은 "상상력은 지식보다 더 중요하다"고 말했다. 우리 아이들에게도 상상력을 심어주자. 아인슈타인에게 상상을 한다는 것은 그리 어려운 일이 아니었다. 그는 지능이 매우 뛰어났다. 아인슈타인은 한번에 대여섯 통화를 할 만큼 집중력이 뛰어났다.

우리 뇌의 지능은 중요한 신경전달물질인 아세틸콜린(ACh)에 달려있다. 비유적으로 말하자면 아세틸콜린으로 인해 우리는 친지나 친구 122명의 생일을 기억할 수 있다. 이 신경전달물질은 콜린성 말단신경에서 합성된다. 인근 외세포의 체액에 콜린 원료가 충분하기만 하면 단 하나의 효소로도 모든 기능을 다할 수 있다. 말단신경은 비타민B 콜린을 매우 좋아하는데 이 비타민B 콜린은 뇌의 뉴런 내부에 축적된다. 이 뉴런 안에서 합성된 아세틸콜린이 많으면 많을수록 이 신경전달물질의 시냅스로 분비되는 양이 많아져 그만큼 콜린 뉴런은 빠르게 연소될 수 있다. 이 모든 것이 바로 완벽한 지능에 이르는 길인 것이다.

나이가 들수록 아세틸콜린을 합성하는 능력이 떨어진다. 그 이

어쩌면 우리는 노벨상을 결코 수상하지
못할지도 모른다. 그러나 콜린을 더욱
많이 섭취하여 뇌를 훨씬 젊게
할 수는 있다.

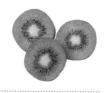

유는 아세틸콜린의 원료인 콜린이 제대로 공급되지 않아 콜린성
뉴런이 그 기능을 다하지 못하며 죽어가기 때문이다. 이 과정에서
나타나는 첫 증상은 건망증과 집중력 저하이다. 둘 다 노화의 전형
적 증세이기도 하다. 후에 치매는 알츠하이머병으로 발전할 수 있
는데 이 병은 아세틸콜린의 양이 감소하면서 뇌의 피질 콜린 시스
템에 장애가 생기는 것이다.

아인슈타인 같은 집중력을 가지려면 콜린이 풍부한 음식을 많이
섭취해야 한다. 간, 콩, 두부, 계란 노른자위, 호두, 땅콩, 아몬드,
버섯, 가공하지 않은 쌀, 완전곡류식품, 시금치, 새우, 희고 부드러
운 치즈 등에 콜린이 풍부하다. 가장 좋은 영양 보조제로는 콜린을
40%나 함유하고 있는 콩 레시틴이다. 이는 건강식품점에서 구입
할 수 있다.

60. 뇌세포에 구리가 많으면 해롭다

일 년 중 처음으로 맑은 날이 계속되면 매우 기분이 좋다. 햇볕에 그을리면 우리는 더 젊고 매력적으로 보이며 마음도 밝아진다. 미량원소 구리는 그을린 피부에 색소를 합성시킨다. 다시 말해, 피부에 구리 성분이 많아진다는 것이다. 또한 피부가 그을릴 때 우리의 몸은 뇌세포에서 구리를 가져왔기 때문에 상대적으로 뇌세포에는 구리가 이전보다 적다는 뜻이다. 피부에 있는 구리 성분은 매력적인 외모를 가꾼다. 반면 뇌세포에 구리가 너무 많으면 신경과민을 일으킬 수 있다.

신진대사 과정에서 두 물질이 서로 대립하는 경우가 있다. 예를 들면 나트륨과 칼륨, 아연과 구리가 그렇다. 이들은 생리적으로 각각 건강한 비율과 균형을 유지해야 한다. 아연 결핍은 가장 흔한 영양 결핍(엽산부족 현상과 그 특징이 같다)인데, 이 증상을 보이는 사람은 구리의 농도가 높아진다. 이런 현상은 미량원소가 가장 좋아하는 곳인 뇌세포 내에서 특히 잘 일어난다. 그 결과 심리적 불안, 짜증, 기타 정신생물학적 증상이 나타난다.

비결 60

신경과민은 종종 아연 결핍 때문에
일어난다.

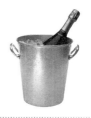

이 증상은 구리를 함유하고 있는 효소 때문인데 이 효소는 온몸
에 해를 입힐 수 있다. 이 효소는 신경전달물질을 만드는 데 꼭 필
요하지만 한편으로 우리에게 좋은 기분을 선사하는 모든 신경전달
물질의 전 단계인 카테콜아민을 억제한다. 구리-아연 과산화물 분
자변위보호효소라는 효소는 뇌세포를 보호하는 데 매우 중요한 역할
을 한다. 손상을 막아주는 이 효소는 아연과 구리의 비율이 구리에
불리할 때면 제대로 합성되지 않는다.

구리 결핍에 대해서는 너무 걱정하지 않아도 된다. 우리가 매일
먹는 음식에 구리는 충분히 들어있다. 신경과민으로 고생하고 있
다면 아연제를 30일 정도 복용하면 도움이 될 것이다. 아연제는
구리와 아연간의 비율을 정상으로 되돌려 기분을 좋게 해준다. 피
부를 가능한 햇볕에 노출하는 것이 좋다. 이렇게 하면 구리가 뇌에
과도하게 몰리는 것을 막을 수 있다.

《뇌와 신경세포를 건강하게 하는 30일 프로그램》

❀ 유전자의 속성을 살려 뇌와 신경세포의 신진대사를 100%로 끌어 올리자.

❀ 반드시 적정량의 혈당을 유지해야 한다. 뇌와 신경에는 포도당이 필요하다.

❀ 식사 외에 보조제로 콩 레시틴을 복용한다. 콩 레시틴에는 뇌와 신경 활동에 필요한 콜린이 들어있다.

❀ 아미노산 티로신은 즐겁고 행복한 생활을 영위하는데 필요한 기본 물질이다.

❀ 자연 법칙에 따라 신경을 안정시킨다.

❀ 멜라토닌이 증가하면 잠을 잘 잘 수 있다.

❀ 노르에피네프린과 에피네프린 – 승자가 되자!

❀ 콜린이 많아야 하는 두 번째 이유는 콜린이 집중력을 길러주기 때문이다.

❀ 뇌의 구리 양을 줄이기 위해 아연제를 복용한다. 아연제는 신경질환을 완화하는 데도 도움이 된다.

MAKE LIFE MORE ATTRACTIVE WITH EXERCISE AND PHYSICAL FITNESS

....

운동과 체형관리로

매력적인

삶 만들기

61. 멋진 근육

　우리 몸에는 약 250개의 근육이 있으며 그야말로 그 하나하나가 자연의 기적이다. 근육은 신경단위세포인 뉴런이 관장하며, 팔이나 다리 같은 일부 근육은 우리 마음대로 움직일 수 있지만 전혀 그렇지 못한 근육도 있다. 바로 심장이나 소화계 근육을 들 수 있는데 이들 근육은 생장관련 신경계가 관장하고 조절한다.

　대자연은 근육을 수의근(隨意筋)과 불수의근(不隨意筋)이라는 두 가지 형태로 나누어 놓았다. (우리 몸에 반드시 필요한 근육운동을 그저 우리 마음대로 하도록 내버려 두지는 않을 것이다) 불수의근 운동에는 심장박동 및 혈관이나 기관지의 수축과 팽창 등이 포함된다.

　의식적으로 조절이 가능한 수의근이 있기에 우리는 제한된 범위 내에서만 움직일 수 있고 신체부위도 제멋대로 따로 놀 수가 없는 것이다. 예를 들어 양팔을 날개인 양 펼치고 날아보려 애쓴다면 자연은 원치 않을 것이다. 자연은 모든 동물들에게 제한을 가하듯이 인간도 유전자가 지닌 능력 안에서만 행동하도록 제한하려 한다.

자연은 우리가 그저 평범한 인간으로 남아주길 바란다. 종족을 번식하고 자연이 주는 음식을 먹으며 살길 바란다. 자연은 우리가 언제나 건강하고 행복하길 원할 뿐이다.

그러므로 근육을 사용할 때 우리는 유전적으로 제한된 능력을 절대 잊지 말아야 한다. 68kg 무게의 역기를 갑자기 든다거나 새롭고 근사한 보디빌딩 기계를 이것저것 마구 써가며 근육을 혹사시키는 것은 자연의 본래 의도에 어긋나는 것이다. 자연은 우리가 튼튼한 근육으로 건강하고 활력 있는 생활을 하며, 많이 웃고, 종족을 번식하길 원한다.

자연은 인간에게 지나치게 많은 것을 기대하지는 않는다. 물론 자연은 보티셀리의 그림과 모짜르트의 프라하 교향곡 제 2악장을 좋아하며, 심지어 스티븐 킹의 저서를 높이 평가할지 모른다. "인간이 만들어 낸 작품들을 좀 보세요." 자연은 기뻐하며 말할지도 모른다. 그러나 우리 몸에 대해서 자연이 바라는 것은 강한 근육을 가지는 것이다. 자연은 무슨 수를 써서라도 우리가 강한 근육을 좋아하도록 만들려 한다. 그래서 근육이 강할수록 우리는 기분이 좋아지고 활동적이 되며 자신감 있고 젊어지는 것을 느끼는 것이다.

이 정도면 근육을 최대한 사용해 보고 싶은 마음이 충분히 생기지 않는가?

62. 근육에 대해 좀 더 알아보면

몸 상태가 좋을 때를 기준으로 하면 체중의 약 40%가 근육이다. 근육질은 주로 단백질, 액틴, 마이오신으로 구성되어 있는데, 이러한 단백질은 근육수축을 가능케 하는 긴 섬유인 필라멘트의 일부를 이룬다. 과학자들은 근육을 흰 근육과 붉은 근육으로 구분지어 생각한다. 흰 근육은 붉은 근육보다 혈관이 적고 붉은 색의 근육마이오글로빈을 더 적게 가지고 있기 때문에 하얗게 보이는 것이다. 붉은 근육에 비해 흰 근육에는 지방이나 포도당이 덜 저장되어 있다. 올림픽 경기종목인 100m 달리기에 참가하는 단거리 선수들은 바로 이 흰 근육에 많이 의존한다. 그래서 이런 근육을 역주(力走) 근육이라고도 하며, 개에게 쫓기는 아이를 구하기 위해 전력질주를 해야 할 때 사용하는 근육이다. 칠면조는 고기가 대체로 하얀 것으로 보아 흰 근육이 발달했음을 알 수 있다. 흰 근육 덕분에 순간적으로 힘껏 날아오를 수 있는 것이다. 가령 칠면조가 여우의 공격을 받는다면 이 흰 근육이 필요하다. 흰 근육은 쉽게 지치기는 하지만 단시간의 에너지 분출에는 유용하다.

비결 62

약간의 육체 운동만으로 근 위축 유전자를
최대한 자극하자.

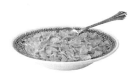

들오리의 근육을 보면 어두운 빛이 돈다. 주로 붉은 색의 근 섬
유질로 이루어져 있기 때문이다. 이런 근육세포는 에너지를 내기
위해 지방과 포도당을 비축해 놓으며 또한 장시간의 근육긴장에
필요한 산소공급을 위해 마이오글로빈도 비축해 놓는다. 마라톤
선수들과 장거리 수영 선수들은 붉은 근육을 80%, 아니 90%까지
도 발달시킨다. 근육은 붉은 근육과 흰 근육의 비율에 맞추어 단련
시키는 것이 좋다. 중요한 것은 어떻게 근육을 단련시키느냐가 아
니라 근육을 단련시킨다는 그 자체다. 우리는 근육을 칠면조의 흰
근육으로도, 들오리의 붉은 근육으로도 만들 수 있겠지만, 어느 쪽
이든 상관없이 근육을 만든다는 것은 그 자체가 근사한 일이다.

근육을 키우는 데는 단백질이 필요하다. 0.9kg의 지방이 빠지고
2.7kg의 근육이 생긴다면 얼마나 멋질까?

한번 해 보지 않겠는가?

만약 이 책에 쓰인 대로 유전공학자나 분자 생물학자들이 밝혀
낸 새롭고 매혹적인 연구결과들을 우리가 마음에 새긴다면 아마

30일 정도면 충분히 멋진 근육을 형성할 수 있을 것이다.

세포핵의 염색체 내에 있는 근 위축 유전자는 모든 유전자 중 가장 넓게 퍼져있다. 그렇기 때문에 윗몸일으키기를 40회 한 후에도 새로운 근육질을 발달시키는 데는 많은 시간이 걸리는 것이다. 근 위축 유전자에 대해서 현재 모든 운동코치들이 지대한 관심을 가지고 있다. 유전공학자들은 지금 최고의 선수들뿐만 아니라 저녁에 10분을 뛰고도 헐떡거리는 우리 같은 사람들을 위해서 새로운 운동 프로그램을 만들 방법을 찾고 있으므로 지속적인 관심으로 지켜보자.

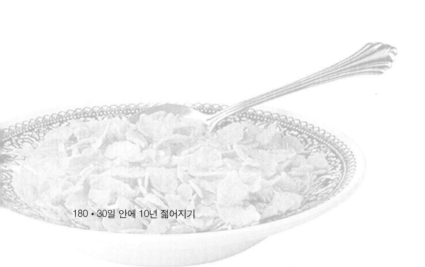

《근 위축 유전자-유전학적 고찰》

❧ 우리 몸에는 대략 70조에 이르는 체세포가 있고 그 하나하나에는 23쌍의 염색체가 들어있다. 각 쌍에는 하나는 엄마로부터, 다른 하나는 아빠로부터 물려받은 염색체가 들어있다.

❧ 염색체는 끝없이 긴 분자로, 우리의 모든 유전자가 다 들어있다. 이 분자를 데옥시리보핵산(deoxyribonucletic acid), 약어로 DNA라 한다. 세포 하나에 들어있는 모든 DNA를 한 자리에 모아 놓으면 길이가 1.8m는 될 것이다. 여기에 70조를 곱하면 아마 DNA 가닥은 태양과 지구 주위를 수천 번 감을 수 있을 것이다. 그야말로 자연의 놀라운 위업 아닌가.

❧ 이 DNA 가닥들이 30억 개의 매듭이 있는 밧줄 사다리라고 생각해 보자. 각 밧줄 사다리를 나선모양의 계단처럼 꼰 다음 압착시키면 그 중 46개가 아주 작은 세포핵에 딱 들어맞을 것이다.

❧ 이 밧줄 사다리에서 약 8만 개의 활성 유전자와 약 5만 개의 불활성 유전자가 늘어나면서 수백, 수천, 수만 개의 매듭 사이사이를 감싸거나 그곳에 자리 잡는다. 이런 유전자들은 우리가 즐겁게 생활할 수 있도록 행복 호르몬을 분비하고, 앞을 볼 수 있도록 눈의 시홍소 분자를 생성하며, 우리에게 필요한 1천 개의 효소 중 어느 하나를 합성하며, 2세를 생산하는 세포분열을 일으킨다.

❧ 가장 많은 매듭을 차지하는 유전자는 근육을 키워주는 근 위축 유전자이다. 이 유전자는 350만 개 이상의 매듭을 차지할 정도로 넓게 분포하고 있다. 우리가 좋아하는 스포츠 선수들이 어쩌다 "경기가 잘 안 풀리는" 날을 맞으면 아마도 그들의 근 위축 유전자가 충분히 자극받지 못했기 때문일 것이다. 지금은 유전공학자들이 최고의 코치 역할을 해 나가고 있다.

63. 산소가 활기찬 생활을 만든다

상쾌한 공기를 마시며 운동을 함으로써 더 많은 산소를 취하는 것이 제일 기본적인 일이다. 가능하면 자주 밖에 나가자. 세포운동을 활발하게 하는 가장 좋은 방법이 바로 숲을 거니는 것이다. 나무들은 많은 빛에너지를 화학에너지로 전환하여 산소를 방출한다.

이는 의심의 여지가 없는 사실이다. 숲을 거닐면 우리의 폐는 지하실에서 피트니스용 자전거를 타며 운동하는 것보다 훨씬 더 많은 산소를 마실 수 있다.

그러나 많은 양의 산소를 마신다고 해서 모든 근육세포가 최적의 산소를 공급받을 수 있는 것은 아니다. 산소입자가 폐에서 세포까지 가는 길은 다소 멀며 시간도 많이 걸린다.

《산소의 소풍》

❖ 폐의 공기 세포인 폐포는 전체 표면이 약 130평방미터로 거의 테니스장 반 정도의 크기다. 들이마신 산소 분자는 폐포를 통과하여 모세혈관에 있는 적혈구로 바로 확산되어 들어간다. 동시에 이산화탄소는 반대방향으로 이동한다.

❖ 불과 몇 초 전만 해도 산소입자들은 나뭇잎 안에 있었다. 이제 그 산소입자들은 마치 어린이들이 소풍가듯이 들떠서 적혈구 속의 헤모글로빈 안으로 힘차게 돌진한다. 그곳에서 즉시 철 입자와 결합한다. 헤모글로빈 속의 철은 몸의 구석구석까지 산소를 운반하는 데 매우 중요한 요소다.

❖ 여행이 시작된다. 대략 8초 안에 산소는 미로 같은 혈관을 통해 70조에 이르는 세포 하나하나에 이르게 된다. 여기서 산소는 에너지 전환과정을 위해 긴급 대기상태로 남는다. 불을 지피거나 뭔가를 태우려면 산소가 필요하듯이 에너지를 내기 위해 포도당이나 지방을 연소하려면 세포에 산소가 반드시 있어야 한다. 이용할 수 있는 산소가 많을수록 세포 에너지를 더 많이 생성할 수 있다. 상쾌한 공기를 마시며 초목 위를, 또는 숲 속을 거닐면 활력이 넘치는 이유도 바로 여기에 있다.

비결 63

밖에 나가서 나무가 주는 공짜 에너지인
산소를 한껏 들이마시자.

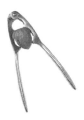

　세포에는 미토콘드리아가 있는데, 그곳에서 지방이나 포도당이
에너지를 내기 위해 태워진다. 이용할 수 있는 산소와 기타 영양분
이 많을수록 더욱 많은 포도당과 지방이 에너지로 전환될 수 있으
므로 활력이 넘치는 것이다. 그러므로 산소의 흡수량이 곧 건강하
고 활기찬 생활을 원하는 모든 사람들에게 중요한 역할을 한다고
할 수 있다.

　만성피로에 시달리면 산소 부족 현상이 일어날 수 있다. 철 부족
현상도 아울러 일어날 수 있다. 그 이유는 산소와 철은 에너지를
생성하기 위해 서로에게 없어서는 안 될 존재이기 때문이다.

64. 건강에는 철이 중요하다

철의 주요 목적 중 하나는 모든 산소 분자를 운반하는 것이다. 철은 산소를 무척 좋아한다. 철 원자는 철이 폐까지 가는 데 산소 분자가 충분하길 바란다. 왜냐하면 철 원자 한 개가 산소 분자 하나를 차지하기 때문이다(산소 분자 하나는 두 개의 산소 원자로 구성되어 있다). 따라서 폐포를 통해 들어오는 산소가 충분하지 않으면 많은 철 원자들은 빈손으로 돌아올 것이다. 이는 마치 크리스마스에 선물을 받지 못한 아이들처럼 산소 분자를 얻지 못한 철 원자는 매우 실망을 하게 된다. 한편 산소 분자는 이런 걱정을 하며 폐에 이른다.

"우리 모두를 데려가 줄 만큼 충분한 철 원자가 있을까?"

산소와 철은 서로를 무척 좋아한다. 둘은 미토콘드리아의 오솔길에서 다시 만나 그곳에서 철은 산소의 신진대사에 필요한 전자를 운반해 주는 중요한 역할을 한다. 육체활동이나 체형관리 프로그램을 평소보다 증가할 때는 철이 문제가 될 수 있다. 선수들, 특히 달리기 선수들은 체내에 저장되어 있는 철분 양이 종종 낮은 수

철을 더 많이 섭취하여 산소흡수를 촉진시
키자.

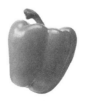

치로 나타나는데 그것은 혈액량이 증가하거나 장의 흡수력이 감소
한 데 원인이 있을 수 있다. 그 이유는 스트레스를 받으면 소화능
력이 극도로 저하되기 때문이다. 땀을 흘림으로써 철의 손실이 많
아지는 것도 또 다른 원인이 될 수 있다. 그러므로 과도한 운동은
근육 손상과 철 손실로 인해 내출혈까지 일으킬 수 있다. 그리고
여성들은 생리 기간에 하루평균 0.7mg의 철을 잃는다는 사실을
명심해야 한다.

위산결핍으로 철 흡수가 제대로 되지 않는 경우도 있다. 위액의
낮은 pH(수소이온 농도지수)는 철을 용해하고 이온화하는 데 중요
하다. 식전에 레몬주스 한잔을 마시면 아주 도움이 될 것이다. 비
타민C는 염산의 분비를 자극함으로써 산성도를 증가시켜 철의 흡
수를 촉진하고 몸의 구석구석까지 철의 신진대사를 활발히 도와준
다.

철은 그다지 쉽게 흡수되지 않는다. 콜라 같은 달콤한 탄산음료,
햄버거, 소시지 등에 들어있는 인산염과 곡류, 시리얼, 시금치, 렌

즈콩 등에 들어 있는 피틴산염 그리고 콩 제품들은 철의 흡수를 떨어뜨릴 수 있다. 차는 철의 흡수를 60%, 커피는 40%까지 떨어뜨린다. 그러나 신선한 과일 등 비타민C가 풍부한 음식을 섭취하면 철의 흡수율이 즉시 증가할 것이다. 운동 프로그램을 시작할 때 체내에 충분한 철을 가지고 싶은가? 그렇다면 양배추, 소금에 절인 양배추, 토마토, 감자, 순무, 꽃양배추, 브로콜리, 당근, 호박, 브뤼셀 스프라우트, 비트 뿌리 등 비타민C가 풍부한 야채를 먹으면 좋다.

65. 더 나은 체형을 위해서는 엄격한
영양조건을 충족시켜야 한다

최근 모든 세포에서 일종의 창고 관리인 역할을 하는 아주 작은 분자가 발견되었다. 이런 분자들은 영양소 형태로 들어오는 것은 어떤 것이라도 감시하고 통제한 뒤 전화기를 들고 세포핵 내의 관리 유전자에게 알린다.

"우리는 비타민B_6가 부족합니다."

"망간이 이제 다 떨어졌습니다. 그리고 트레오닌 아미노산이 점점 줄고 있습니다." 따위의 보고를 할 것이다.

유전자들은 합성하는 데 이용할 수 있는 모든 필수 원자와 분자가 없다면 단백질을 조금도 생산하지 않는다.

이것이 자연의 기적이요, 불가사의다. 수십억 년 동안 자연은 합성에 꼭 필요한 원료가 제대로 준비되어 있지 않으면 단백질은 물론 다른 어떤 물질도 결코 합성하는 일이 없었다. 이는 새로운 요리책을 보며 요리하는 주부들이 먼저 필요한 재료를 다 갖추어 놓고 요리를 시작하는 것과 마찬가지다.

비결 65

영양공급이 형편없는 근육세포를 가지고
운동하는 것은 시간낭비다.

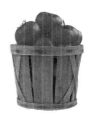

이렇게 엄격한 조건에도 자연이 수십억 년 동안 무한한 양의 분자를 합성해온 것을 보면 실로 기적이다. 게다가 단 1초도 불완전한 물질을 합성하느라 낭비하는 일이 없다. 어떻게 이렇게 작고 단단한 분자들이 유전자와 협력하는지 놀라운 일이 아닐 수 없다.

하지만 도대체 이 모든 것이 개개인의 체형관리 프로그램과 무슨 관련이 있는 것일까? 물론 관련이 깊다. 왜냐하면 이 분자가 요구하는 조건을 충족시켜주지 못한다면 조깅을 할 때나 걸을 때나 수영을 할 때도 그 성공 가능성은 겨우 30%밖에 되지 않기 때문이다.

예를 하나 들어보자. 헬스클럽에서 무거운 아령으로 40분간 훈련을 한다고 치자. 이 40분 동안 체내의 작고 단단한 분자들은 근육을 만드는 유전자에게 이렇게 말한다.

"미안하지만 우리에게는 발린 아미노산과 로이신이 없습니다."

발린과 로이신은 둘 다 근육에 결정적인 기초 단백질이다. 그러면 유전자들은 근육세포 내에서 근육 단백질을 합성하는 데 반드시 필요한 전사과정을 중단할 것이다. 전령 리보핵산(전령RNA)이 더 많은 근육질을 만들어내기 위해 단백질 공장인 새로운 리보솜을 오픈 한다. 그러나 전령 리보핵산이 하나도 없다면 근육질은 만들어질 수 없다. 우리가 가장 무거운 아령을 천 번 들어 올린들 무슨 소용이 있겠는가. 전신의 노력을 기울여서 얻는 것이라고는 고작 남들보다 조금 더 많은 근육 섬유조직뿐이다.

반면 운동 프로그램을 시작하기 직전에 세포에 영양을 충분히 공급해 주면 유전자는 수십억 개의 전령RNA를 근육 세포내부의 큰 부분을 차지하는 세포솔로 보낼 것이다. 이제 단 하나의 근육세포도 아름다운 근육을 만들어 줄 근육질과 대량의 단백질 생산을 위해 2만 개에 달하는 리보솜을 세울 수 있다. 프로선수들과 코치들은 곧 과학자들이 발견한 이런 새로운 사실을 이용할 것이다. 우리가 그들보다 앞서갈 수 있다.

직접 한번 해보자. 동네나 공원을 여섯 바퀴 돌기 전에 사과부터 먹는 것이다. 그러면 아주 작고 엄격한 체내 분자들이 흡족해 할 것이며 또한 근육을 만드는 유전자들도 만족할 것이다.

66. 근육질을 형성하는 법

　골격근육은 근육조직, 신경, 힘줄로 구성되어 있다. 골격근육에는 지방이 있다고는 해도 거의 없는 편이며 대개는 순수 단백질이다. 그리고 결체조직 이외의 또 다른 단백질 저장소이기도 하다. 즉 신진대사에 아미노산이 필요하면 언제나 결체조직과 근육에서 아미노산을 가져간다. 스트레스를 줄이고(예로 정신적 스트레스) 근육질을 증가시켜야 하는 이유가 바로 여기에 있는 것이다.

　운동을 시작하기 전에 우선 준비운동을 해야 한다. 그래야 근육과 결체조직 내의 혈액순환이 더욱 원활해져 다칠 염려가 없다. 가벼운 운동이라도 다치는 일은 쉽게 일어난다. 충분히 준비운동을 해주지 않으면 윗몸일으키기를 처음 몇 번만 해도 근육파열이나 요통을 초래할 수 있다. 너무 무리하게 근육을 사용하는 일은 피해야 한다. 근육 유전자들은 근육을 만드는 전령 리보핵산의 일정한 양만 전사할 수 있다.

　이런 이유로 근육통이 생긴다. 근육 경직은 젖산으로 인해 미세한 근육 섬유조직이 파열되기 때문에 일어난다. 젖산은 이용할 수 있는 산소가 극히 적으면 생성되는 것으로 이 때문에 통증이 오고 근육이 긴장되는 것이다. 운동 중간중간 심호흡을 하면 경직을 막을 수 있다. 어떤 종류의 운동을 하던 단백질은 일상적으로 음식에서 섭취하는 정도면 된다. 헬스용품점에서 단백질 보조제를 사먹는다고 해서 별반 도움이 되지는 않을 것이다. 운동 프로그램을 시작할 때는 먼저 매일 1.6km 정도로 정해놓고 걷기나 조깅을 하는 것이 좋다. 초기에 너무 심한 운동을 하면 도움이 되기보다는 오히려 해가 된다. 근육에 무리한 힘을 줄 때마다 새로운 근육질을 자극하게 될 것이다.

운동의 수준을 지구력 훈련(수영, 자전거 타기, 조깅)으로까지 강화시킴으로써 근육질을 두 배로 늘릴 수 있다. 그러면 지방을 좀더 잘 활용할 수 있고, 또한 지방 분자인 트리글리세리드를 복부에 저장하지 않고 근육에 저장할 수 있다. 지방의 신진대사를 관리하는 특정 유전자들은 우리가 규칙적인 운동을 계속하면 그 새로운 상황에 적용한다. 이 유전자들은 이제 근육 내에서 이용할 수 있는 지방을 만들게 되어 이전에 간에서 지방세포를 거쳐 근육으로 우회하던 길을 더 이상 택하지 않는다.

근육이 제대로 훈련되지 않으면 영양공급 또한 불충분해진다. 훈련되지 않은 근육은 아무리 식이요법에 모든 필수 영양소가 다들어 있다 해도 신진대사를 제대로 수행하지 못한다. 이런 근육에는 순수 근육질에 비해 물과 지질, 결체조직 등이 증가되어 있다. 훈련을 하지 않은 사람의 근육이 실제보다 더 강하게 보일런지는 모른다. 왜냐하면 그런 근육은 포도당 저장소인 글리코겐의 저장소 역할을 하기 때문이다. 게다가 글리코겐은 물과 결합하는 속성이 매우 뛰어나다. 그러나 이것은 운동 프로그램 중 첫 단계만 끝나도 팔다리의 근육질이 줄어든다는 뜻이다. 이를 걱정할 필요는 없다. 근육은 글리코겐 성분을 다시 증가시킬 것이며, 또한 근육훈련으로 더 많은 근육질을 생성할 것이다.

저칼로리 다이어트 법을 근육운동과 연관지어 생각해서는 안 된다. 새로운 근육질을 만들기 위해서는 기초 단백질인 아미노산이 필요하다. 그러므로 칼로리를 줄이기보다 오히려 늘려야 한다는 사실을 명심하자. 0.9kg의 얼마 안 되는 새로운 근육질을 만들려면 약 6000칼로리가 추가로 더 필요하다. 그저 몇 분이라도 좋으니 매일 근육훈련을 해보자. 절대 과격한 운동으로 시작해서는 안 된다. 부상의 위험만 커질 수 있다.

스트레칭, 에어로빅, 윗몸일으키기, 다리 올리기, 무릎 굽히기, 팔굽혀 펴기 등 시간이 덜 드는 운동을 알아보자. 자신에게 가장 맞는 운동을 찾는 것도 중요하다. 테니스, 조깅, 자전거 타기, 수영, 등산, 배구, 역도 등 자신이 가장 좋아하는 운동을 하도록 하자.

67. 물 — 더 나은 체형을 위한 영양소

사람이 활력적이냐, 그렇지 못하느냐는 종종 체액의 문제일 때가 있다. 물은 모든 체액의 기본 요소이다. 운동 중 탈수는 근육경련을 일으키거나 몸을 허약하게 만든다. 이로써 기분이 좋아지기는커녕 극심한 피로감에 고통 받을 수 있다. 탈수가 일어나는 것은 피부 혈관의 확장이 원인일 수 있다. 운동으로 열을 발산하면 그에 대한 반응으로 피부 혈관에서 많은 양의 피가 차츰 유출되어 결국 탈진이나 피로감을 느끼게 되는 것이다.

체중의 약 1% 가량의 체액을 소모하면 아마 갈증을 느낄 것이다. 수분이 이보다 더 많이 빠져 나가면 산소흡수나 심박출량, 포도당 공급 등이 모두 저하되어 정신적, 육체적 허약 증세가 나타날 것이다. 불행히도 수분은 서서히 빠져나가기 때문에 우리는 전혀 느끼지 못할 때가 종종 있다.

수분을 잃는다는 것은 또한 언제나 혈액량이 줄어든다는 것을 의미하기도 한다. 따라서 혈액량이 감소하여 세포에 필수 영양소를 제대로 공급할 수 없게 된다. 이로써 활력 있고 건강하게 생활

오렌지주스에 소금을 조금 넣어 마시면
좋다.

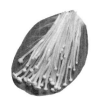

하는 데 매우 중요한 물질, 즉 세포질 내 외부의 체액을 이루는 모든 전해질 구성물질이 영향을 받는다.

우리는 처음에 큰 포부를 가지고 8km를 달릴지 모르나 아마 지칠 대로 지쳐 돌아오기 일쑤일 것이다. 이유는 이렇다. 지나치게 땀을 많이 흘리면 염분의 과다 손실을 가져온다. 염분이란 염화나트륨을 말한다. 나트륨이 없으면(그리고 포도당이 없으면) 물이 세포질 외부에서 세포 안으로 충분히 들어갈 수가 없다. 이는 세포가 물 부족 현상을 겪고 있고 '건조'해 있다는 뜻이다. 이런 이유 때문에 많은 선수들이 연습이나 경기 기간 중 혹은 그 이후에 체액의 양을 정상으로 유지하기 위해 염분조제 알약을 먹는 것이다. 염분의 소모와 불충분한 체액공급으로 인해 체내의 칼륨과 나트륨의 비율이 균형을 이루지 못하면 근육경련이 일어날 수 있다.

물이 마실 수 있는 최고의 체액이긴 하지만 체액의 손실을 사제품인 체액보충액 등으로 보충하기도 한다. 그러면 혈액량은 증가할 것이고 세포에 영양공급도 더 잘될 것이다.

68. 바르게 걷는 법 배우기

　문명화된 세계에 살고 있는 사람들 대부분은 바르게 걷는 법을 알지 못한다. 가장 적절한 방법으로 움직이는 능력을 상실해 왔다. 아마존 원주민이나 고원지대에 사는 마사이족, 보르네오 섬 원시인들은 컴퓨터로 작동되는 세탁기를 우리만큼 능숙하게 다루지 못할지 모르지만 걷거나 돌아다니는 데는 월등하다.

　마트에서 주차장에 세워진 차까지 장바구니나 그 밖의 짐을 옮길 때 우리 대부분은 다소 잘못된 방식을 취하고 있다. 이런 모습은 거리에서 흔히 볼 수 있다. 우리는 너무 많은 에너지를 낭비한다. 원시인들은 좀더 역동적이고, 효과적이고, 힘을 아낄 수 있도록 동력과 근력, 중력의 상호작용 원리를 이용한다. 또한 힘줄, 근육, 뼈, 관절 등을 우리보다 더 잘 관리한다.

　원시인들은 관절통이나 근육 뭉침, 근육 결림 따위를 전혀 모른다. 이는 야생 동물과도 매우 흡사하다. 우리가 차고에서 주방 안으로 9kg 무게가 나가는 쇼핑백 2개를 들고 가는 데 엄청난 에너지 소비를 하게 되므로 그만큼 칼로리도 소모하는 것이다. 아프리카나 아시아의 여성들은 단 1칼로리도 소모하지 않고 25kg의 야채 바구니나 물동이를 머리에 이어 나를 수 있다.

야생 동물이나 원시인들은 운동 에너지를 사용하여 몸을 앞으로 밀어내면서 전진운동으로 걸음을 걷는다. 이 방법은 몸을 계속 유연하게 미끄러지듯 움직일 수 있어 운동에너지가 지속적으로 다음 걸음에 전환되기 때문에 절대 에너지 소모가 없다.

비결 68

선조들이 걸었던 방식대로 걷는 법을 배우자.

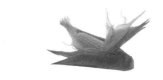

반대로 우리는 매 걸음을 끊듯이 걷는다. 몸이 수직의 중력 축에 이르면 어느 틈엔가 잠시 멈추는 일이 종종 있다. 그러면 운동 에너지가 일부 소모된다. 우리는 다시 몸을 밀어 다음 걸음을 내딛어야 한다. 이런 불필요한 에너지 소비가 생기기 때문에 일찍 지치게 되는 것이다.

우리는 몸을 곧추세우고 걷는 법을 배울 수 있고, 그러면 몸의 중력은 땅에 쏠리게 된다. 그런데다가 몸의 각 부분을 지탱하기 위해 달리 근육을 더 쓰지 않아도 된다. 그런 자세로 이제 몸을 앞쪽으로 약간 빠르게 움직이며 무릎을 굽히고 걷는 방식을 연습해 보자. 수영은 직립자세를 취하는 데 탁월한 운동이다. 효과가 뛰어난 또 다른 연습방법으로는 숲길을 옆으로 걷거나 뛰는 것이다. 땅 위의 뿌리를 밟지 않도록 주의하며 탄력 있고 경쾌하게 움직이는 법을 터득할 수 있다. 이것은 또한 집중력 훈련에도 탁월하다.

69. 달리기는 몸의 모든 근육을 단련시키는 탁월한 운동이다

　자연스러운 것이 언제나 가장 좋은 법이다. 그래서 산악용 자전거 타기, 역도, 테니스 등 그 어느 스포츠보다 조깅이 근육과 힘줄, 뼈에 훨씬 좋은 것은 당연하다. 몸은 기구나 용품을 사용하지 않고도 할 수 있는 맨몸 운동을 더 좋아한다. 달리기는 수천 년 동안 기초 운동으로 자리 잡았다.

　조깅은 다리 근육은 물론 몸의 다른 근육도 모두 단련시킨다. 게다가 장점이 있다면 다른 운동에 비해 다치거나 몸의 기관을 손상시키는 일이 드물다는 것이다. 그러나 사전에 반드시 주의해야 할 사항은 몇 가지 있다.

　가능하면 부드럽고 따뜻한 땅 위에서 달려야 한다. 딱딱한 콘크리트나 아스팔트는 될 수 있는 한 피하는 것이 좋다. 또한 경직된 근육을 풀기 전에 준비운동을 꼭 해야 한다. 먼저 활기찬 걸음으로 잠시 걷는다. 조깅이 다 끝난 뒤에는 약간의 스트레칭으로 마무리한다. 믿지 않겠지만 조깅으로도 많은 부상이 일어날 수 있다. 인

비결 69

몸과 마음이 힘들 땐 달리자.

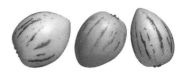

대가 늘어난다든지 발목을 삐는 일이 비일비재하고 근육파열이나 관절염도 흔하다. 운동을 끝낼 때는 달리다 갑자기 멈춰 서지 말고 짧고 활기찬 걸음으로 바꾸면서 서서히 끝내는 것이 좋다.

쿠션이 좋은 운동화를 신어야 한다. 4.8km를 달리는 동안 가끔 발이 땅을 강하게 내리칠 때가 있다. 이런 경우 발이 다치지 않도록 보호할 수 있어야 한다. 또한 비가 올 때나 눈이 올 때도 나가서 뛰는 것이 좋다. 기온이 낮으면 혈류가 증가하고 비가 오면 더 많은 산소를 세포에 공급할 수 있기 때문이다.

더 오래, 더 멀리 달릴수록 신진대사는 베타 엔돌핀 같은 오피오이드 펩타이드를 더 많이 분비한다. 이들은 천연 모르핀제다. 코카인, 헤로인, 기타 마취제와 똑같이 세포 수용체에 붙어 있기 때문이다. 조깅하는 동안 이런 신경 펩타이드는 낮은 기초수치에서 일시적 흥분효과를 가져올 만큼의 혈중농도로 상승한다. 조깅은 이처럼 멋진 경험이기 때문에 많은 사람들이 운동화 끈을 매는 시간조차 기다리지 못하는 것이다.

70. 수영은 달리기 다음으로 좋은 운동이다

수영은 달리기 다음으로 몸에 좋은 운동이다.

그 이유는 물에 있으면 우리는 더욱 능률적으로 움직일 수 있고 근육이나 힘줄, 인대, 관절, 뼈 등에 전혀 무리가 가지 않기 때문이다. 수영은 전신의 균형을 맞춰 주면서 유연한 근육을 강하게 만들어 준다. 한쪽으로만 치우친 운동에 주력하다 보면 자칫 허벅지 근육은 빈약한데 상박의 이두박근만 불룩하게 키우기 쉽다. 수영은 그렇지 않다. 수영은 균형 잡힌 몸매를 만들어 준다. 몸을 현 상태로 유지시켜 주는 것이다. 이것은 보디빌딩을 하는 사람들의 몸과는 정반대다. 그들의 몸을 최적이라고 보기는 어렵다.

수영은 특히 등과 배의 근육을 강화시킨다. 그것이 젊은 사람들의 체형을 계속 유지할 수 있도록 해준다. 수영은 비만인 사람들에게 최적의 운동이다. 왜냐하면 물, 특히 바닷물에서 비만인 사람들은 체지방이 물보다 가벼워 부력이 있으므로 몸을 움직이기가 쉽다. 비만인 사람들에게 수영은 다른 스포츠처럼 뼈에 많은 무리를

비결 70

수영은 우리의 몸에 매혹적인 새로운 경험
이 될 수 있다.

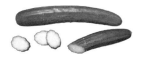

주지는 않는다.

위험을 피하기 위해 단거리부터 시작해보자. 그리고 호수나 강
에서 혼자 수영하는 일은 절대 없도록 해야 한다. 항상 해안 가까
이에 있어야 한다. 또한 식사를 많이 한 후나 술 또는 약을 먹은 후
에는 물에 들어가지 않도록 주의해야 한다.

《체력이 약한 사람에서 활력이 넘치는 사람으로 탈바꿈할 수 있는 30일 프로그램》

❧ 근 위축 유전자에 영양을 공급한다. 이 유전자들은 보기 좋게 근육질을 키워준다.

❧ 더욱 많은 산소를 각 기관에 공급한다.

❧ 운동 프로그램을 시작하기 전에 건강에 좋은 과일을 간식으로 먹는다.

❧ 일일식단에서 섭취하는 철이 체형관리에는 중요하다.

❧ 패스트 푸드를 먹음으로써 근육 세포 내에 들어 있는 작지만 단단한 분자를 실망시키지 말자. 이것은 더 나은 체형을 만드는 데 결코 도움이 되지 않는다.

❧ 새로운 근육질을 형성하는 것은 칼로리에 달려 있다. 그러므로 저칼로리 식단이나 단식요법 따위로 칼로리를 줄여서는 안 된다.

❧ 물은 필수 영양소이다. 스포츠를 하는 사람들이나 튼튼한 몸을 원하는 사람들에게 특히 그렇다.

❧ 바르게 걷는 법을 배워야 한다(무엇보다 허리를 곧게 펴고 걷는 자세를 의미한다).

❧ 달리는 데 열정을 가지도록 하자. 달리기는 우리 몸이 진정 즐길 만한 육체운동이다.

❧ 일주일에 한 번 수영을 한다. 그러면 다른 스포츠를 할 때보다 폐활량을 늘려주어 더 많은 산소를 공급할 수 있다. 또한 수영은 젊은 체형을 유지할 수 있게 해 준다.

THE EXCITING EXPERIENCE OF REGAINING YOUTH: A 30-DAY PROGRAM

······················

젊음을 다시 찾을 멋진 경험,

그 30일 프로그램

71. 나이가 든다는 것은 벽에 걸린 달력과는
아무런 관계가 없다

    자연은 달력을 알지 못한다. 주방에 있는 시계도, 손목시계에 있는 초바늘도 전혀 이해하지 못한다. 자연은 우리가 알고 있는 것과는 전혀 다른 방식으로 시간을 이해한다. 자연에게는 10조에 달하는 그 수많은 세월도, 산소 유리기의 수명에 해당하는 10조 분의 일초도 아무런 의미가 없다.

    시간이란 인간이 만들어낸 것이다. 우리는 일출과 일몰, 밤과 낮을 세어 거기에 숫자를 부여한다. 열대 밀림의 동식물은 시간개념 없이 산다. 그저 자유롭게, 째깍거리는 시계소리나 움직이는 시계바늘을 전혀 의식하지 않은 채 살아간다. 시간의 규제를 받지 않고 산다는 것은 정말 멋진 일 아닐까. 자연과 가까이 해 온 사람이라면 누구나 시간에 구애받지 않는다는 것이 어떤 것인지 잘 알 것이다. 그것은 아마 집에서 몇 광년이나 떨어진 어느 바다 한가운데서 보트를 타고 있는 기분이거나 아무도 살지 않는 무인도에 홀로 있는 것 같을 것이다.

    교회 탑에 내걸린 커다란 시계나, 차에 부착된 시계, 자명종 등

자연이 원하는 바를 이해하고, 그것에
따른다면 우리는 젊어질 수 있고,
또한 그 젊음을 유지할 수 있다.

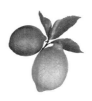

그 어떤 시간의 압박을 받으며 산다는 것이 곧 스트레스이며 그럴
수록 시간은 더 빨리 흐르고 노화도 가속화될 뿐이다.

자연은 시간에 신경 쓰지 않는다. 그러면 자연은 어떻게 사람이
나 새, 식물 등을 늙게 만드는 것일까? 백합이 죽는 것은 자연의
어떤 기준 때문일까? 얼룩말의 수명은? 또 인간은 어떤가?

일단 한 가지 대답할 수 있는 것은 자연은 시간이 무엇인지 알지
못한다는 것이다. 자연은 아프다는 것을 이해하지 못한다. 또한 젊
다는 것이 무엇이고 늙는다는 것이 무엇인지도 모르며 관심도 없
다. 자연은 오직 건강하고 강한 세포와 낡고 약한 세포의 차이만을
분명히 구별할 뿐이다. 그래서 자연은 이 책에서 이미 다룬 바 있
는 지극히 단순한 자연의 본질에 따라서 '생각하고' 행동한다. 세
포가 하는 일은 복잡하기 이를 데 없지만 몸무게나 노화, 건강 등
과 같은 기본적인 작용은 놀랄 만큼 단순하다.

자연이 단지 건강한 세포와 병든 세포만을 알아내는 이유는 오
직 건강한 세포만이 가치 있는 존재라고 생각하기 때문이다. 이 책

에서 이미 지적했듯이 자연은 무릇 이 땅에 있는 것은 그 어떤 것을 막론하고 약한 것은 원하지 않는다. 사실 자연은 참아내고 있을 뿐이다. 자연이 이 땅을 건강한 동식물의 지상낙원으로 만들기까지는 수십억 년이 필요했다. 자연은 오로지 건강한 동식물만이 건강하고 강한 2세를 생산할 수 있으리라 믿고 또 간절히 바랄 뿐이다.

우리는 생물학적 시계를 되돌려놓을 수 있는 열쇠, 바로 그 황금 열쇠를 거머쥐고 있다.

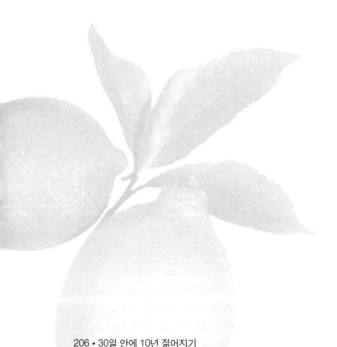

72. 노화는 호모시스테인 물질 때문이다

호모시스테인이라는 물질은 체내에서 생성되며 항상 노화를 촉진한다. 세포는 신진대사를 통해 이 물질과 싸운다. 세포가 이기느냐, 호모시스테인이 이기느냐에 따라 노화의 진행과정이 결정되는 것이다.

호모시스테인은 우리를 늙게 할지 젊게 할지, 혹은 세포가 제각각 건강한지 아닌지를 결정하는 자연의 두 가지 방법 중 하나이다. 원형질 호모시스테인 수위가 높을수록 정신적, 육체적으로 세포가 손상될 위험은 더 커진다. 노화를 촉진하는 호모시스테인의 농도를 줄이는 법에 대해서는 앞으로 다룰 것이다.

우리가 매일 먹는 음식에는 기초단백질인 20종의 아미노산이 들어있다. 그 가운데 8종은 신진대사작용을 통해 다른 단백질에서 합성할 수 없는 필수 아미노산으로 이는 반드시 일일 식단에 들어있어야 한다. 이 필수 아미노산 중 하나인 메타이오닌은 내부 생물학적 시계에 결정적인 역할을 한다.

따라서 새우가 들어있는 맛있는 마늘 파스타를 먹는다면 '좋은'

비결 72

호모시스테인은 눈에 보이지 않는 노화 인
자이다.

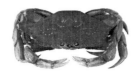

메타이오닌이 '나쁜' 호모시스테인에 먼저 신진대사를 일으킬 것
이다. 체내 기관이 호모시스테인으로부터 메타이오닌을 재합성하
는 것이 매우 중요하다. 그 이유는 호모시스테인으로부터 합성되
는 메타이오닌이 적으면 적을수록 이 해로운 물질은 더 많이 혈액
속을 순환할 것이기 때문이다.

호모시스테인의 수위가 상승하면 실제적으로 모든 단세포를 공
격한다. 이것으로 자연은 세포가 건강한지 그렇지 못한지를 시험
하는 것이다. 시험이 끝나면 자연은 노화를 늦출 것인지 가속화할
것인지 최종 결정한다.

《호모시스테인이 몸에 미치는 영향》

❧ 동맥경화증

❧ 심장병

❧ 고혈압

❧ 신경정신과적 이상

❧ 우울증

❧ 동맥상의 질병, 정맥혈전증

❧ 골다공증

❧ 기억력 감퇴

❧ 노화 증상

73. 젊은 외모를 갖는 데 메타이오닌이 중요한 이유

　여기 유전공학자들이 말하는 희소식이 있다. 그들에 의하면 1~2만 개의 단백질 합성소인 리보솜이 70조의 체세포 하나하나에서 쉬지 않고 일하고 있다는 것이다. 그들은 생명유지에 꼭 필요한 세포 단백질을 생산해낸다. 이들 단백질 가운데는 기초단백질인 10개의 아미노산으로만 이루어져 있는 것이 있는가 하면 수천 개의 아미노산으로 구성된 것도 있다. 그러한 세포 단백질을 조립하는 데 대략 45초 걸린다. 그러므로 계산기로 두드려 보면 한 시간에 얼마나 많은 단백질이 체내에서 만들어지고 있는지 알 것이다. 10의 18제곱이라는 어마어마한 숫자이다.

　노화의 문제는 바로 여기에 있다. 단백질은 20종의 아미노산을 꿰어 만든 진주목걸이 같다. 목걸이들마다 제일 첫 번째 진주는 메타이오닌 분자이다. 유전공학자들은 이 분자를 시작코돈(codon, 세 핵산 염기로 만들어지는 유전 암호의 단위)이라고 한다. 한 시간 이내에 생성되는 수많은 단백질 중 최고 자리를 차지하며 메타이오닌은 아미노산이라는 긴 열차를 운행하는 기관사 역할을 한다.

이 시작코돈은 단백질이 완전히 형성되면 "아미노산 열차"에서 이탈한다. 이탈된 메타이오닌 분자는 또 다른 단백질의 시작코돈으로 다시 사용된다. 아니면 메타이오닌이 "진주목걸이"의 중간쯤에 합류하여 정규단백질의 역

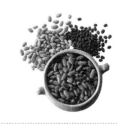

할을 하기도 한다. 어쨌든 단백질은 메타이오닌을 충분히 이용할 수 있을 때만 만들어진다. 즉, 메타이오닌이 호모시스테인으로부터 재합성되어야 한다는 것이다.

모든 세포에 메타이오닌이 부족하면 세포의 신진대사율이 급격히 저하된다. 그러면 리보솜은 문을 닫게 될 것이고 세포는 수축한다. 그러면 상대적으로 호모시스테인이 혈액 내에 위험수위까지 축적될 것이다. 이처럼 자연은 메타이오닌이 호모시스테인으로부터 충분히 재합성되는지 여부만으로도 우리의 생명과 건강, 젊음까지도 조종하고 통제한다. 충분한 양의 메타이오닌이 있다는 것은 곧 세포가 건강하다는 것을 의미한다. 반대로 과다 축적된 호모시스테인은 세포가 약해져 있다는 것을 말해준다. 이것이 정신적·육체적 증상의 원인이 될 수 있다.

다음부터 나오는 비결을 읽어보고 메타이오닌은 증가시키고 호모시스테인은 줄이는 방법을 배워보자.

74. 메타이오닌을 늘리는 법

호모시스테인을 메타이오닌으로 전환하려면 비타민B군 중 세 가지가 필요하다. B_{12}와 B_6 그리고 엽산이 바로 그것이다. 혈액 내에 너무나도 많은 호모시스테인이 축적되어 있는 사람들은 주로 앞에 나열한 세 가지 비타민이 혈액 내에서 눈에 띄게 감소한다. 이 비타민들은 메타이오닌 생성효소를 합성하는 데 필수적이다. 과학자들에 따르면 이러한 효소가 있어야 메틸기가 (화학 분자명은 CH_3) 다시 메타이오닌으로 탈바꿈할 수 있다고 한다. 흥미로운 점은 이러한 효소들이 박테리아 내에서 메타이오닌을 생체합성할 때 마지막 단계에서 촉매작용을 하는 효소들과 동일하다는 것이다.

유전공학자나 분자생물학자, 의사들은 현재 크고 작은 질병의 진행과정과 진단, 치료법 등을 새로운 시각에서 보고 있다. 이러한 결과 중 괄목할 만한 것은 호모시스테인을 메타이오닌으로 전환하는 치료법일 것이다.

이런 점에서 우리가 일부 의사들보다 한발 앞설지도 모르겠다.

만일 정신적·육체적 질병으로 시달리고 있다면 한번 직접 실험해 보자. 위의 세 가지 필수 비타민을 사용하면 아주 쉬울 것이다.

– 비타민B_{12}(코발라민)는 모든 종류의 간(리버 소시지에도 있다)이나 냉수성 어류, 굴, 새우, 계란 노른자위, 육류, 가금류 등에 많이 들어있다. 채식주의자라면 우유나 요구르트, 해초류, 또는 장내에서 B_{12}를 생성하는 박테리아에 의해 발효되는 소금절인 양배추 등으로 대체해도 된다. 채식주의자들의 식단에 따라 오래 생활할수록 더욱 완벽하게 코발라민을 합성해낼 수 있다. 부가적으로 말하자면 이것이 인도나 아시아 몇몇 나라에서처럼 전통적으로 채식주의 생활을 해온 사람들이 육류를 전혀 먹지 않고도 살아남을 수 있는 이유인 것이다. 곡류에는 충분한 B_{12}를 운반해 주는 작은 미생물이 아직도 있다. 인간의 입장에서 보면 그 미생물은 하루에 2~4백만 분의 1도 채 안 되는 B_{12}를 필요로 한다. 평생이라고 해봐야 겨우 렌즈콩 하나 정도의 크기에 불과할 것이다. 그런데 우리는 살충제로 농작물에 있는 모든 미생물을 다 죽이고 있으니 부끄러운 일이다. 그 결과, 진화하는 동안 수많은 세월을 사람들의 건강에 힘써 온 작은 미생물들을 더는 볼 수 없게 되었다.

– B_6(피리독신)은 메타이오닌 수치를 늘리는 비타민으로 B_{12} 다음으로 중요하다. 이것은 간이나 콩류, 두부, 견과류, 맥아, 냉수성 어류, 새우, 붉은 살 육류, 가금류, 바나나, 시금치, 곡류, 아보카도 등에 많이 들어있다. 곡류 시리얼은 아침식사로 아주 권할 만하며 몸에 좋은 다른 영양소도 풍부하다. 영양 보충으로 탁월한 것에는

언제나 새롭고 젊음이 가득한 삶을 위해서는 B_{12}, B_6, 엽산, 이 세 가지 비타민이 중요하다.

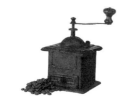

맥주효모나 당밀이 있다.

- 엽산은 질병의 걱정을 없애주는 이 "중요한 세 가지" 가운데 그 세 번째이다. 이것은 간에 풍부하게 들어있다. 간은 실제적으로 모든 영양소의 훌륭한 원천이다. 그럴 수밖에 없는 것이 간은 모든 음식물이 들어가는 곳이자 처리되는 곳이기 때문이다. 브로콜리, 시금치, 브뤼셀 스프라우트, 꽃양배추, 근대, 파 등과 같은 진녹색의 샐러드나 야채 또한 엽산을 많이 함유하고 있다. 또한 렌즈콩, 아스파라거스, 콩류, 곡류제품, 맥아, 계란 노른자위 등에도 들어있다.

결핍되는 부분을 보충하려면 이러한 중요한 영양소가 모두 들어있는 비타민B 복합제를 복용해도 좋다. 그러나 단순히 B_6와 같은 단일 조제에 의존해서는 안 된다. 비타민B군은 화목한 가족이라 생각하면 된다. 서로 떨어져 있는 것을 싫어하고 슬퍼하기 때문에 떨어져 있게 되면 신진대사 과정에서 어느 것 하나도 제대로 해낼 수 없게 된다. 덧붙여 말하자면 음식물에 비타민B군이 항상 함께 있는 것은 자연의 이치다. 메타이오닌이 부족하면 비타민B군을 섭취하자.

75. 유리기를 조심해야 한다

유리기는 호모시스테인 이외에 자연이 사용하는 두 번째 도구이다. 유리기로 자연은 오로지 건강한 생물만이 강한 염색체를 다음 세대에 전달할 수 있도록 통제한다. 유리기가 없다면 우리 모두는 아마 적어도 12만 년은 족히 살 것이다. 그토록 오래 사는 것을 감사히 여기는 사람은 거의 없겠지.

자연은 진화 초기에, 대략 3~4조 년 전에 이미 유리기를 만들었다. 자연은 유리기를 불러 이렇게 명령했다. "잘 들어라. 너희가 해야 할 일은 단 한 가지다. 지금부터 밖에 나가서 약하거나 병들거나, 어떤 식으로든 손상된 세포가 있으면 무조건 찾아라. 이것이 너희가 해야 할 유일한 일이니라."

유리기는 물었다. "우리가 약하거나 병든 세포를 찾아내면 어떻게 하면 되나요?"

"더욱 약하게 만들어 종국에는 없애버려라. 장엄한 이 세계의 발전을 위해서는 오직 건강한 식물과 기관, 삶의 형태들만이 후세대에 전달되어 이른바 내가 말하는 지상낙원을 만들어야 한다. 너희에게 이를 관리할 책임을 주겠다. 지상낙원이 위대한 미래로 번창하느냐, 못하느냐가 바로 너희들 손에 달려있는 것이다"

유리기를 나쁘고 골치 아픈 것으로 생각하는 사람들이 많다. 이것은 사람들이 책이나 텔레비전으로 알게 된 사실 때문이다. 사실 악의를 품고 있는 유리기는 단 하나도 없다. 유리기는 믿기지 않을 만큼 수명이 짧아 수십조 분의 몇 초도 채 살지 못한다. 갓 태어난 유리기는 이처럼 순식간에 매우 야심찬 눈길로 주위를 둘러보고 명령 받은 대로 약하거나 병든 세포를 찾아다닌다.

이 짧은 동안에 오직 건강한 세포들만 감지하여 병든 세포는 하나도 발견하지 못하는 경우도 있다. 그럴 때라 하더라도 유리기는 전혀 화를 내거나 굴욕감을 느끼지 않는다. 고작 지루함을 느끼며 다른 곳으로 방향을 돌리기나 할 것이다. 유리기가 이웃에서 약한 세포를 찾으면 그 세포에 움푹하게 자국을 낸다. 그러나 비타민E 분자와 같은 면역물질이 세포를 보호하고 있으면 자국을 내지 못한다. 유리기가 아무리 수명이 짧다고는 해도 비타민E 분자는 유리기를 알아보고 낚아채어 죽인다. 그렇다, 이러한 미세한 물질들을 보면서 우리는 일을 신속하고 효율적으로 처리하는 방법을 알수 있다.

유리기는 단일전자를 가지고 있는 공격성 물질이다. 그렇기 때문에 세포에 치명적인 것이다. 지구상의 모든 만물은 원자들로 존재한다. 더구나 쌍을 이룬 전자들이 원자핵 주위를 돈다. 서로 너무도 사랑하여 절대 헤어지고 싶지 않은 연인처럼 전자들도 혼자 남는 것을 원하지 않는다. 혼자 살게 되면 비참함을 느낀다. 그래서 만약 원자핵 주위를 돌고 있는 단일전자가 있다면 그는 행복한

다른 전자들 커플 모두를 질투의 눈길로 지켜볼 것이다. 그리고 그 질투심으로 결국 약간의 잘못을 저지르고 만다. 인접한 분자에서 전자 하나를 떼어내어 지금은 그 자체로 한 쌍을 이루는 일원이 된다는 더없는 행복감을 느낀다.

그러나 이제 짝을 잃은 또 다른 단일전자가 생겼다. 이 새로운 단일전자도 똑같은 행동을 저지른

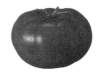

다. 이웃 분자로부터 단일전자를 훔치기만 하면 된다. 새로운 단일전자는 곧 다른 짝을 강탈한다. 이런 식으로 뺏고 뺏기는 상황이 몸의 모든 세포분자 사이에서 엄청나게 빠른 속도로 계속 진행된다. 연쇄 반응으로 이렇듯 타격을 받은 세포는 순식간에 파괴되고 만다.

비록 유리기가 세포의 적을 공격하여 우리가 질병에 걸리지 않게도 해주지만 그래도 유리기로부터 세포를 보호하는 것이 우선적으로 중요하다. 유리기는 몸 자체의 신진대사에서 생겨나 가령 패스트 푸드나 배기가스 따위를 흡입하면 더욱 활성화된다. 태양이 유리기의 활동을 자극하는 그 자극제다. 태양의 광자가 세포에 손상을 입히려고 끊임없이 침입하려 한다. 더욱이 동식물은 유리기로부터 세포를 보호해야 한다. 식물에게 면역체계가 없다면 자외선에 20분만 노출되어도 지구상의 모든 식물은 하나도 남김없이 불타버리고 재만 남을 것이다.

76. 유리기로부터 자신을 보호하는 법

공격성 물질인 유리기로부터 세포를 보호하는 데는 산화방지제가 효과적이다. 산화방지제로 70조의 세포를 잘 지킬수록 더 오래 젊음을 유지할 수 있다. 우리는 생물학적 시계를 다시 거꾸로 돌려 유리기가 빼앗아간 세월을 돌려받을 수 있다.

모든 세포는 수백만 개의 입자가 모여 하나의 구조를 이루고 있기 때문에 신진대사는 도시의 생활처럼 분주하다. 이 도시생활에는 서로 다른 목적에 쓰이는 여러 종류의 산화방지제가 있다. 중요한 4가지 산화방지제로는 비타민A, 비타민C, 비타민E, 셀레늄이 있다.

비타민A는 특히 극도로 민감한 점막세포를 유리기로부터 보호하여 점막을 보살핀다. 비타민A는 바이러스성 감염이나 세균성 감염, 기생충 감염 등을 예방한다. 비타민A와 그의 이전 단계인 카로틴은 방광이나 장의 암 같은 상피성 종양에 대해 예방효과가 있는 것으로 여겨진다.

비타민A는 다용도 유리기 청소기로 세포 단백질과 지방질뿐만

산화방지제로 젊음을 유지하자,
아니 더 젊어지자.

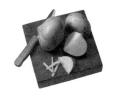

아니라 유리기 모두가 가장 즐겨 먹는 세포핵 속의 핵산을 보호한
다.

비타민A와 카로티노이드를 늘리려면 녹색, 황색, 주황색, 붉은
색의 과일과 야채를 많이 먹으면 된다. 예를 들면 살구, 아보카도,
딸기류, 복숭아, 메론, 호박, 브로콜리, 시금치, 토마토, 당근(가장
좋은 야채!), 파프리카 등이 좋다.

비타민C는 모든 액상 세포에 효과가 큰 산화방지제다. 모든 세
포의 내부에 큰 부분을 차지하는 세포솔은 주로 물로 이루어져 있
기 때문에 그곳을 비타민C로 채워야 한다. 비타민C는 비타민E의
가장 좋은 동반자이다. 비타민E 분자가 유리기와의 한판 승부에서
패하여 쓰러지면 그 때마다 비타민C 분자인 "맏형 C"의 도움으로
다시 기운을 차리게 된다. 더 많은 비타민C를 섭취하려면 간식으
로 건강에 좋은 신선한 과일을 먹는 것이 좋다. 이를테면 레몬, 자
몽, 사과, 딸기류, 서양자두, 오렌지, 체리, 포도 등이 좋다.

비타민E는 지방의 성질을 건강하게 해주는데, 특히 지방의 성질

이 풍부한 세포막과 세포핵 주변의 중요한 막을 보호해 준다. 극도로 공격적인 산소 유리기 때문에 특히 뇌와 신경세포막 등을 보호하는 데 꼭 필요한 불포화 지방산이 위험에 처하게 된다. 이러한 과민 지방산은 식물성 기름에 많다. 그래서 질 좋은 식물성 기름은 빛이나 고열에 노출되면 매우 빨리 부패하여 악취를 풍기는 것이다. 그러므로 질 좋은 올리브유로 샐러드 드레싱은 해도 되지만 절대 감자튀김을 해서는 안 된다.

혈액과 조직에 비타민E를 풍부하게 가지고 싶다면 아보카도나 콩, 옥수수 등 지방질이 풍부한 야채를 먹는 것이 좋다. 견과류, 과실의 인, 씨 등은 비타민E가 매우 풍부하다. 여기에는 상처받기 쉬운 "아기 식물"을 산소 유리기로부터 보호하고자 하는 자연의 뜻이 담겨져 있다.

셀레늄은 젊음을 선사하는 네 번째 산화방지제이다. 앞의 세 가지 비타민과는 달리 이것은 미량원소이다. 체내에서 셀레늄의 주목적은 유리기가 결코 좋아하지 않는 효소인 글루타티온 과산화수소의 중심역할을 하는 것이다. 이 효소는 또한 생물학적 시계가 더 빨리 가도록 끊임없이 기회를 엿보는 산소 유리기를 무력화시키기도 한다. 셀레늄은 또한 우리 내부에서 삶의 열정을 태우는 데 가장 탁월한 효소인 티록신 탈요오드화 효소를 생성해 낸다. 용어가 꽤 복잡하게 들리겠지만 자연이 창조한 가장 간단한 조절장치이다. 그것은 갑상선 호르몬 티록신에서 3-요오드 티록신을 만들어 내어 70조의 세포가 매일, 매시간, 매분, 매초 살아 숨쉬게 해 준다.

셀레늄이 풍부한 음식으로는 곡류제품, 현미(가공하지 않은 쌀),

버섯, 마늘, 아스파라거스, 계란 노른자위, 치즈, 생선, 새우, 고기, 간 등이다.

젊음을 유지하고 싶은가? 세포를 유리기로부터 보호하고 싶은가? 그러면 약국에 가서 산화방지제를 구입하는 것도 좋은 방법이다. 하지만 비타민A, 비타민C, 비타민E, 셀레늄, 이 네 가지가 모두 들어있는지 반드시 확인해야 한다.

유리기에게 틈을 보여서는 안 된다. 늙은 악어의 세포가 현미경으로 보면 어린 악어의 세포와 다를 바 없다는 것을 항상 염두에 두자. 악어는 세포를 잘 돌보기 위해 언제나 유리기와 싸우고 있기 때문이다.

그러므로 우리도 악어처럼 해보자.

77. 젊음을 유지하는 기본물질
─ 핵산 염

우리의 유전 형질은 핵산 안에 들어있다. 이러한 핵산은 세포핵과 합체하며 핵산 염(뉴클레오티드)으로 이루어져 있다. 이들 핵산이 유전자의 본거지가 되고 핵산 DNA를 형성하기 위해 서로 결합한다.

DNA가 잘 보호되면 건강한 세포 신진대사를 관장할 것이다. 그러나 손상되었는데도 복구되지 않으면 원래의 정신적·육체적 모습을 제대로 만들지 못한다.

몇 가지 예로 머리가 너무 빨리 센다거나 친구를 만났는데 이름이 잘 떠오르지 않는다거나, 시력이 나빠지거나 하는 경우가 모두이에 속한다.

과학자들의 설명에 따르면 유전자에 의해 나타나는 형질의 형(型)인 표현형은 유전자와 DNA의 변이로 인해 바뀐다고 한다. 그러나 유전공학자들은 그러한 변이가 표현형을 긍정적인 방향으로만들 것이라는 말은 하지 않는다. 이를테면 흰머리가 나지 않고 대신 검은 머리가 다시 나올 수도 있다는 말은 전혀 언급하지 않았다. DNA가 손상되면 언제나 나쁜 소식만이 기다리는 법이다.

DNA는 늘 자외선에 손상될 위험을 안고 있다. DNA는 또한 지나친 커피, 흡연, 음주, 건강에 좋지 않은 음식, 약, 수면부족, 운동부족, 스트레스 등에 무방비 상태이다.

고지능 수리 시스템이 모든 세포에서 유전자의 건강 여부를 체크하여 우리가 젊음을 유지할 수 있게 해 준다. 핵산분해효소라고 하는 특별한 효소가 손상된 부위를 감지하여 그 부위를 도려내고 그런 다음 전화기를 꺼내 특별 수리를 담당하는 효소에게 그 상황을 알린다. 수리담당 효소가 도착하여 손상된 부위를 복원하는 데는 겨우 몇 초밖에 걸리지 않는다.

우리의 몸은 정말 젊어지려 부단한 노력을 한다. 그러나 때로 손상된 부위에 수리담당 효소가 전혀 나타나지 않을 때가 있다. 그들은 전화로 이렇게 말한다.

"미안하지만 핵산 염이 바닥났어요. 내일 다시 해 보죠."

핵산분해효소는 다시 이렇게 말한다.

"내일이면 너무 늦어요. 손상된 부위가 계속 퍼지고 있어요. 그다지 상태가 좋아 보이지 않는데요."

들려오는 대답은 이렇다.

"정말 죄송합니다. 당신 전화만 받고 있을 수가 없네요. 우리는 지금 여기저기서 걸려오는 긴급전화를 받느라 무척 바쁘답니다. 다만 이 사람이 적어도 오늘밤만은 영양이 풍부한 저녁식사를 했으면 좋겠네요. 핵산 염이 듬뿍 들어있는 식사 말이에요. 점심은 피자에 콜라였고, 두 시간 후에는 핫도그에 콜라였거든요. 그리고 단맛의 머핀도 좀 먹었지요. 그러니까 질이 형편없는 핵산 염만 조

비결 77

어린 야채류가 젊음을 유지시킨다.

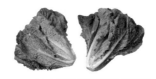

금 들어온 거죠.”

　수리담당 효소는 이제 그만 전화를 끊는다.

　젊음을 유지하거나 다시 젊어지는 데 중요한 것은 핵산 염을 충분히 공급하여 손상된 DNA를 즉시 복원할 수 있도록 하는 것이다. 그러면 어떤 노화 변이도 일어나지 않을 것이다.

　핵산 염이 풍부한 것으로는 어린 야채나 샐러드 잎 등으로 시금치, 콘샐러드가 가장 좋다. 기타 렌즈콩, 완두콩, 콩, 견과류, 씨, 과실의 인, 밤, 캐비어, 계란 등에도 들어있다.

78. 뇌의 노화

뇌는 비록 크기는 작지만 모든 영양소 중 거의 25%가 필요하다. 다시 말해 그만큼 세포 전체의 신진대사에서 뇌가 차지하는 비중이 크다는 것이다.

신생아의 뇌는 태어날 때 이미 상당히 발달해 있다. 그 후 수상돌기가 빠르게 발달하면서 신경단위 세포인 뉴런들 사이를 연결하기 위해 표면의 95%를 차지하게 된다. 수상돌기가 많이 뻗어 나갈수록 뇌의 수용력은 더 커진다.

태어난 지 몇 시간 혹은 며칠만 지나도 뇌의 수용력은 믿기지 않을 만큼 커진다. 이제 아기의 수용력은 아기가 받는 사랑과 관심, 그리고 아기의 정신활동 등 후천적 환경에 따라 달라진다. 아이를 안아주고 아이에게 말을 건네줄 때, 또 아이가 직접 무언가 만져보고 냄새를 맡을 때 이 모든 것이 아이에게는 그저 신기하고 놀라운 일일 것이다. 엄마의 뺨을 비비는 것이 아이에게는 실로 매혹적인 경험일 것이다. 실로 그 경험은 난생 처음 나이아가라 폭포를 본 사람에 비할 만하다.

바로 그 순간 새로운 수상돌기가 자라 뻗어 나가며 뇌를 발달시킨다. 그러면 더 똑똑하고 젊어진다. 따라서 어떻게 보면 뇌는 늙지 않고 젊어질 수 있는 몸의 유일한 부분일지 모른다. 이런 이유로 아기가 언제나 두뇌회전을 할 수 있는 환경을 만들어 주는 것이 그렇게도 중요한 것이다. 아기가 사랑받지 못한 채 홀로 집에 남아 있게 되면 아기의 수상돌기는 느리게 성장하거나 뻗어 나가기를 일시적으로 중단하고 만다. 하지만 엄마들은 본래 아기를 혼자 있게 내버려 두는 법이 없다. 몸은 혼자일지 모르지만(예를 들어 황금 독수리가 먹이를 구하기 위해 수 마일을 날아 멀리 가고 없을 때처럼) 버려진 것은 아니라는 사실을 본능적으로 안다. "엄마와 아빠는 늘 가까이 있어." 황금 독수리 새끼는 행복한 듯 속삭일 것이다. 떨어져 있어도 그들은 부모의 사랑과 보살핌 안에 있다.

아이가 전혀 사랑받지 못하거나 가혹하리만치 냉대를 받거나 정신적·육체적 학대를 겪으면 심지어 뇌의 수상돌기가 죽는 경우도 있다. 그런 경우 놀라운 일이 벌어진다. 부모가 아이에게 사랑을 주지 않을수록 자연이 그 자리를 대신하기 위해 더 많이 관여한다. 자연은 아이가 나쁜 세계와 접촉하지 않고 살아남을 수 있는 기회를 주고자 아이의 뇌에서 수상돌기를 없애거나 이런 신경분지의 성장을 멈추게 한다. 수상돌기는 인간이 환경에 적응하도록 해주는 자연의 또 다른 도구이다. 적대적 환경에서는 지능이 떨어져 뇌는 "나이 들게" 된다. 사랑으로 가득한 환경에서는 지능이 높아져 뇌는 "젊어진다." 아이를 잔인하게 학대하면 그 아이는 운다. 그것은 사랑을 갈구하는 울음이다. 아이는 본능적으로 더 보호받길 바라고 뇌의 수용력도 늘리길 원한다. 어린 시절 냉대 받은 경험이

비결 78

뇌의 수상돌기는 젊게 만들어 줄 자극제를
언제나 기다리고 있다.
기회를 놓치지 말자.

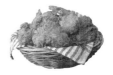

있는 사람들에게는 어른이 되어서도 사랑받고 자란 사람보다 더 많은 관심과 애정이 필요하다.

일단 어른이 되어 뇌가 완전히 다 발달하였다 하더라도 쉬지 않고 계속 뇌를 사용해야 한다. 그렇지 않으면 지능을 덜 요구하는 환경에 어쩔 수 없이 유전적으로 적응할 수밖에 없을 것이다. 그러면 수상돌기는 죽게 되고 뇌의 수용력도 줄어들 것이다. 수상돌기가 죽으면 그 찌꺼기들이 죽은 단백질과 탄수화물의 복합체인 아밀로이드(유전분)를 형성하고 고약한 콜레스테롤과 단백질 찌꺼기가 또한 리포퓨신(지방 갈색소)를 형성한다. 그것이 손에서 흔히 보이는 이른바 노인성 반점인 것이다. 아밀로이드와 리포퓨신은 알츠하이머병 같은 노인성 치매의 위험률을 증가시킨다. 뇌를 항상 사용하는 것이 중요한 이유도 바로 여기에 있다. 건강한 수상돌기를 조금도 잃어서는 안 된다. 그리고 여기 한 가지 좋은 소식이 있다. 어른의 뇌라도 젊고 새로운 수상돌기를 만들어 낼 수 있다는 것이다. 이는 곧 뇌가 젊어질 수 있다는 말이다.

《두뇌훈련》

⚜ 가로 세로 퍼즐을 맞춘다.

⚜ 집중력을 요하는 체스나 그 밖의 다른 게임을 한다.

⚜ 구구단을 외운다.

⚜ 어떤 구절이든 외워본다.

⚜ 전화번호 등을 적어놓기보다는 외우려 한다.

⚜ 건강식품점에서 영양 보조제로 레시틴을 구입한다. 레시틴에는 새
　로운 수상돌기를 형성하는 데 필수 원료인 포스파티딜-콜린이 풍
　부하다.

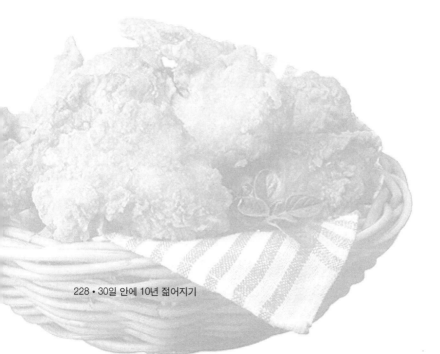

79. 태양이 젊음을 만든다

자외선에 지나치게 노출되면 피부가 늙고 주름이 생길 수 있다. 태양이라는 불덩이가 우리에게 해를 입힐 수 있는 것은 고작 이 정도다. 태양은 우리를 젊게 해주고 실제로 그러길 간절히 바란다. 태양과 자연은 비록 1억6천만km 떨어져 있긴 하지만 서로 변함없는 친구이다. 3~4조 년 전 태양과 자연은 처음으로 대화를 나누었다.

태양이 말했다. "우리가 무엇이든 함께 한다면 당신의 땅에 지상낙원을 만들 수 있소. 당신에게는 미네랄과 기타 여러 가지 물질이 풍부하고 나에게는 에너지가 있지 않소." 그러자 자연이 말했다. "당신의 그 불덩이 속에 지상낙원을 만들 수는 없어요."

"그렇다면 당신은 쓸모없이 여기저기 나뒹구는 죽은 철과 칼슘, 구리, 알루미늄, 인, 유황 따위로 무엇을 할 수 있겠소? 당신이 아무리 그들을 자랑한들 무슨 소용이 있냐 말이오?" 태양이 반박했다.

이렇게 해서 태양과 자연은 서로 합의를 보았고 변화는 시작되

광자를 많이 받아들여 한층
더 젊어지자.

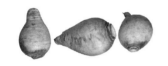

었다.

햇빛과 비타민D는 유전자 안에서 유전 정보를 전사하는 역할을 하므로 없어서는 안 될 성분이다. 이 전사 인자들은 곧 5만여 종의 세포 단백질을 생성하는 원형으로 사용될 것이다.

비타민A나 갑상선 호르몬 티록신과 같은 전사 인자들도 있다. 하지만 두 인자는 주요 전사 인자인 비타민D가 있어야 그 기능을 다한다.

그것은 자연과 태양이 맺은 "발전 계약"의 일부였다. 태양은 자연의 소유인 지상낙원을 평생 지배해야 한다고 주장했다. "그렇게 하지 않으면 지상낙원을 만드는 데 기껏 일조하고도 그 완성을 보는 순간 자연은 내가 더 이상 필요치 않다는 이유로 나를 버리지 않겠는가?" 따라서 태양의 미세한 입자인 광자는 우리의 삶을 태어날 때부터 죽을 때까지 통제하게 되었다. 피부세포가 더 많은 광자를 받아들일수록 더 많은 비타민D가 유전자 전사를 촉진하여 세포 신진대사를 활성화시킬 것이다. 이로써 비타민D는 아무 문으로나 들어갈 수 있도록 허가받아 모든 세포막은 물론 빈틈이라고는 전혀 없는 내부 보호막까지도 뚫고 세포핵에 이를 수 있다.

피부를 햇볕에 노출시키면 유전자로부터 더욱 자극을 받아 전체 신진대사를 촉진시킬 것이다. 광자와 비타민D는 젊음을 만드는 동반자이다.

80. 새로운 목표를 세우자

일어날 수 있는 최악의 사태는 바로 목표 의식의 결여다. 유전학적으로 보면 자연의 거대한 힘은 모두 목표가 있기에 가능한 일이다. 목표를 이미 달성했든 아직 달성하지 못했든 간에 그것은 중요하지 않다. 목표가 있다는 그 자체로 대단한 일이다. 앵초꽃에게는 봄에 쑥쑥 자라서 하늘 높이 올라가는 것이 목표일 것이다. 이 얼마나 멋진 목표인가! 두더지에게도 목표가 있다. 땅 속을 뚫고 수백, 수천 개의 터널을 파내는 것, 이 또한 멋진 목표가 아닌가! 구름조차 어디론가 흘러간다는 목표가 있지 않은가.

아이들은 자라면서 삶이 제공하는 모든 가능성을 매우 열정적으로 받아들인다. 결코 지금 이대로의 생활에 안주하지 말자. 삶은 계속되어야 한다. 이제 모든 것을 다 이루었노라고 말하는 순간 자연은 우리에게 더 이상 관심을 갖지 않을 것이다. 이와는 반대로 새로운 목표를 하나라도 세운다면 우리는 자연의 적극적인 지원을 받으며 결과에 상관없이 무엇인가 새롭고 흥미로운 일을 할 수 있다.

좋은 아이디어로 우리를 바꾸어 보자. 새로운 주방을 만들어 보면 어떨까? 그것도 하나의 목표가 될 수 있다. 요가, 외국어, 헬스, 재즈 댄스 등 무엇이든 한번 배워보면 어떨까? 바이올린을 다시 켜거나 살빼기 작전에 다시 돌입하는 것도 괜찮다. 또 허브를 심어 보는 것도 좋다. 교회 성가대에 들어볼까? 이사를 해보면 또 어떤가? 최고 경영인으로 나를 원하는 곳이 있다면 그 제의를 받아들일까? 아이를 더 낳을까? 자, 준비되었는가? 자연은 우리가 세운 목표가 무엇이든 기꺼이 받아들일 것이며 행복에 넘쳐 많은 에너지를 지원해 줄 것이다. 그런 면에서 자연은 은행이라 할 수 있다. 우리가 새로운 사업을 시작할 때면 신용대출로 든든한 지원을 약속한다.

이런 식으로 자연은 우리의 목표에 관여해 왔다. 하지만 자연의 힘만으로는 이 일을 해낼 수 없다. 지상낙원을 향하는 여정은 참으로 멀다. 자연에게는 목표를 함께 추구할 동반자가 필요하다. 빌 게이츠보다 천 배나 더 야심찬 4월의 민들레나 워싱턴의 어느 경찰보다 천 배나 더 열정적인 버몬트 다람쥐 같은 동반자가 필요하다.

인간이나 동식물이 목표를 세우면 자연은 놀라운 힘을 쏟아 부어 이들에게 신용대부를 해 줄 것이다. 물론 그것은 다분히 계산적인 일이다. 그러나 충분히 이해할 수 있지 않겠는가? 자신이 손수 깎아 손질한 잔디에 그저 만족하며 단조롭게 살아가는 사람은 멋진 삶을 가꾸는 데 밑천이 될 "목표와 동기부여"라는 신용대부를 결코 받지 못할 것이다.

《자연의 30일 프로그램》

❊ 생년월일이나 달력의 숫자는 잊어버리자. 그것은 실제 나이와 전혀 상관없다.

❊ 호모시스테인이라는 물질을 조심하자. 우리를 늙게 만들기 위해 호시탐탐 기회를 노리고 있다.

❊ 메타이오닌이 젊음을 유지하는 데 도움이 된다.

❊ 비타민B군, 즉 B_{12}, B_6, 엽산을 많이 섭취하자.

❊ 늙게 만드는 유리기를 싸워 물리치자.

❊ 산화방지제가 생물학적 시계를 되돌려 놓을 수 있다.

❊ 젊은 외모는 기초물질인 핵산 염이 있기 때문이다.

❊ 나이가 들더라도 뇌는 젊어질 수 있다.

❊ 햇볕을 쬐자. 젊어질 것이다.

❊ 늙었다고 느끼는가? 새로운 목표를 세울 필요가 있다.

비결 80

목표가 있으면 젊어질 수 있다.

YOUR HEART
AND YOUR
CIRCULATION:
MAKE THEM
MORE
POWERFUL

....

튼튼한 심장과

원활한

혈액순환

81. 심장에 대하여

봄날 초목을 미끄러지며 기어가는 벌레에게는 심장이 필요치 않다. 그저 피를 온몸으로 보낼 수 있는 혈관만 있으면 그만이다. 그러나 인간의 심장에는 강력한 4개의 방을 갖춘 기계가 있으며 2개의 순환계까지 있다.

심장은 우리 몸에서 가장 활동적인 근육이다. 성인 남자의 심장은 무게가 대략 310g이고 여자는 평균 260g이다. 심박동은 1분에 70회까지 가능하며 한번 박동할 때마다 약 70ml, 1분에 5리터 정도의 혈액을 순환계로 내보낸다. 스트레스를 받을 때는 혈액순환을 더욱 원활히 하여 세포에 더 많은 영양소를 공급해야 하므로 심박동이 빨라진다. 그러나 불을 끄고 잠자리에 들 때는 혈압이 약간 낮아지면서 서서히 수면활동을 시작한다.

좌측 심방은 폐에서 피를 받아들여 동맥으로 밀어 보낸다. 한편 우측 심방은 혈관에서 피를 가져와 폐로 보낸다. 그리고 그곳에서 다시 산소를 얻는다. 심장은 어느 기관의 통제도 받지 않는 독립된 기관이다. 심장이 하는 일은 우리의 의지로도, 신경계로도 전혀 관

생명을 불어넣는 심장은 아무도 알지 못하
는 자연의 기적 같은 힘에 의해 통제된다.

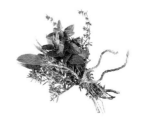

여할 수가 없다. 심박동은 신경계가 아니라 심장 자체의 근육조직
에 의해 자극을 받는다. 자궁 속에서 태아가 자라는 것을 보면 비
록 단 하나의 신경세포도 발달하지 않았는데도 태아의 작고 연약
한 심장은 박동을 시작한다. 이것은 매우 특이한 일이며 자연의 놀
라운 힘을 느낄 수 있다.

또 다른 기적이라면 심장 근육세포 하나하나가 모두 제각각 박
동한다는 것이다. 그런 세포 가운데 특정 군체가 다른 세포들보다
아주 조금 빠르게 박동하면서 전기자극을 통해 다른 모든 심장 근
육세포에 심박동 리듬을 전달해 준다는 것이다.

82. 놀라운 혈액순환

우리에게는 약 9만6천km에 이르는 혈관이 있다. 그들 대부분은 모세혈관과 세동맥으로 현미경으로 살펴보면 매우 얇다. 모세혈관은 70조 개의 세포 사이사이에 자리 잡고 있다. 비타민, 미량원소, 아미노산 등의 영양소가 혈관벽을 통해 외세포의 체액에 스며들어 세포로 운반된다.

동맥은 산소가 풍부한 피를 운반하는 곳이다. 동맥은 확장 또는 수축을 해야 하므로 결체조직과 근육이 심장을 강하게 만든다. 수축과 이완은 호르몬이나 혈관벽 내부에 있는 압수용체로 조절한다. 이 압수용체는 대기압의 미미한 변화도 미리 감지하여 날씨가 안 좋아지면 혈관이 확장되고 혈압이 다소 낮아진다. 그것은 일종의 진정효과일 수도 있고, 오히려 더 불안하고 초조하게 만드는 원인이 될 수도 있다. 자연은 저기압의 중심 기운이 다가오면 언제나 생명체와 식물들의 신진대사 속도를 늦춘다. 식물의 경우 속도가 늦어지면 맥관이 확장된다. 비가 내려 땅이 촉촉해지면 식물들은 뿌리로 광천수를 빨아들여 미리 확장해 놓은 맥관으로 보내어 모든 기관에 쉽고 빠르게 공급한다. 동물이나 사람도 이와 마찬가지다. 비 오는 날씨는 세포를 회복하고자 하는 자연의 섭리라 볼 수 있다.

반대로 혈관은 고기압 중심 기운이 발달하면 수축한다. 이로 인해 혈압이 다소 오르면서 우리를 자극한다. 긴장이 시작되고 동맥 부근의 근육조직은 동맥이 환경변

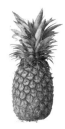

비결 82

혈관에 대해 잘 알면 육체적 · 정신적 건강을 추구할 수 있다.

화에 적응할 수 있도록 해준다. 이런 작용을 잘 알고 있으면 고혈압의 경우에도 잘 조절할 수가 있다. 다음에 그 방법에 대해 알아보기로 하자. 정맥은 전혀 튼튼하지 못하다. 근육이 거의 없기 때문에 약하고 손상되기 쉽다. 그럼에도 정맥은 혈액 창고의 역할을 하기 때문에 중요하다. 상처로 인해 많은 양의 피를 손실할 경우를 대비해 이처럼 혈액을 저장하는 것이 중요하다. 임산부의 경우도 태아를 위한 혈액 저장소가 필요하다. 정맥은 풍선처럼 크게 늘어날 수 있어 1리터 이상의 혈액을 저장할 수 있다. 하지만 이 상태가 되면 올바른 혈액순환을 이행하지 못하는데 대개 정맥에 영양공급이 제대로 이루어지지 않거나 운동부족으로 훈련이 잘 되어있지 않을 때 일어난다. 정맥류성 정맥과 기타 정맥 관련 문제에 대해 다룰 때 더 살펴보기로 하자.

83. 또 다른 기적: 온몸을 흐르는 혈류

　혈액의 반 이상은 액체성분의 혈장이다. 이 혈장은 영양소를 운반한다. 혈장 이외에는 혈액응고에 반드시 필요한 혈소판과 혈세포가 있다. 혈장은 약 300종의 영양소와 기타 물질을 운반하는데 영양소 대부분은 아미노산이나 운송 단백질이다. 의사들이 혈액검사를 하는 것은 호르몬, 효소, 백혈구, 비타민, 미네랄, 지방산, 포도당 등의 혈중농도를 알아보기 위해서다.

　혈액 내에는 수많은 세포가 있다. 건강한 성인의 경우 하루 약 1500억 개의 백혈구를 생성하며 그 대부분은 호중성 백혈구이다. 혈세포를 만들어내는 공장인 골수는 바이러스 감염으로 위험에 처할 경우를 대비해 생명을 구해 줄 15조 개의 백혈구를 비축해 두고 있다. 바이러스가 조직 전체에 침입하면 생체기관들은 한 시간 이내에 3조에 달하는 백혈구를 보충할 수 있다.

　1ml의 혈액에는 약 480만 개의 적혈구가 들어있다. 적혈구는 제각각 2억5천만 개나 되는 헤모글로빈 분자를 운반하는데, 이 헤모글로빈 분자는 폐에서 생명을 불어넣는 산소를 모아 바로 세포

혈구 계산치가 좋을수록 더 건강하다는
의미다.

로 전달한다.

결과적으로 혈액은 거대한 운송체계의 한 부분으로서 해야 할
일이 많다. 영양소와 기타 물질의 혈중농도는 우리가 받는 스트레
스의 강도와 마지막으로 먹은 음식물에 따라 시시각각 변한다. 혈
류 속도는 두꺼운 대동맥에서 극도로 빨라져 거의 분속 2m가 된
다. 혈관이 작을수록 미로 같은 지류를 빠져나가야 하므로 그만큼
혈류 속도는 느려진다. 그러다 아주 미세한 모세혈관에 이르면 거
의 정지 상태가 된다. 여기에 영양소를 내려놓고 혈액은 다시 속도
를 낸다. 혈관이 넓어질수록 속도는 빨라져 대동맥에 이르면 다시
최고 속도가 된다. 혈액 물질이 모두 운반되는 데는 약 8초 정도
걸린다.

혈액 내에는 또한 우리 몸에 적대적인 미생물이나 유리기가 있
다. 면역물질로 그들을 통제하는 것이 중요하다. 이런 의미에서 혈
구 계산치를 알아보면 도움이 될 것이다. 혈구 계산치는 일반적인
건강 상태를 나타내주는 믿을 만한 자료이다.

84. 콜레스테롤에 대하여

"나쁜" 콜레스테롤은 없다. 콜레스테롤은 음식의 일부이기도 하지만 자연의 지시를 받고 체내에서 저절로 생성되는 것이기도 하다. 그러므로 "나쁠" 리가 없다. 콜레스테롤 문제를 해결하고 싶은가? 그렇다면 이 지방질을 적으로서가 아닌 친구로 생각하자. 그래야 콜레스테롤 수치를 낮추기 쉬울 것이다.

콜레스테롤은 70조 체세포의 모든 막을 구성하는 필수 요소이다. 또한 호르몬과 비타민D, 담즙산염을 만든다. 그러므로 콜레스테롤이 있어야 하는 것은 당연하다. 이 지방질에 대해 긍정적으로 생각하자. 단지 형태가 다른 2종의 콜레스테롤이 서로 균형을 잘 맞춰야 한다. 칼슘-인, 아연-구리, 나트륨-칼륨 등의 비율 또한 균형을 이루어야 한다. 체내에는 언제나 적수가 있기 마련이고 생체기관들은 그와 서로 균형을 맞출 수 있는 물질로 구성돼 있다. 호르몬도 효소도 마찬가지이며, 면역체계와 적대 미생물도 이처럼 균형을 이루고 있다.

식사 후 한 시간 이내면 혈중 콜레스테롤 농도가 증가한다. 세포는 이 지질 물질이 필요하므로 이를 매우 반긴다. 우리가 "나쁘다"고 생각하는 콜레스테롤은 LDL(저밀도지단백질) 분자인데 처음에 이 분자는 세포를 행복하고 건강하게 만들기 위해 정맥 이곳저곳을 열정적이고 야심차게 돌아다닌다.

간은 LDL의 여행을 기쁘게 지켜본다. 간은 이 사람이 건강하길 바란다. 간은 LDL이 세포로 들어가는 것을 지켜본다. 잠시 후 세포에 LDL이 충분해지면 간은 남은 LDL을 간으로 다시 데려오기 위해 또 다른 물질을 보낸다.

LDL 분자를 데려오는 것은 HDL(고밀도지단백질) 콜레스테롤 분자로 비록 "좋고" "나쁜" 콜레스테롤이 있는 것은 아니지만 우리는 보통 이 분자를 "좋은" 것으로 여긴다. HDL 분자는 혈액의 미로 속으로 몰려가서 형제자매인 LDL의 손을 잡아끌어 간으로 데려온다. 데려온 LDL은 간에서 담즙 물질로 변하여 담낭에 분비된다. 체내의 모든 것이 이처럼 완벽한 순서를 따르고 있다.

그러나 유감스럽게도 LDL 분자의 초과분을 태워올 HDL이 전혀 없거나, 있다고 해도 얼마 되지 않으면 문제다. 이럴 때면 LDL 콜레스테롤 분자는 매우 슬퍼져 몇날 며칠, 아니 그보다 더 오랜 기간을 혈관 여기저기 돌아다닌다. 하지만 곧 그것이 무의미한 일이라는 것을 알게 된다. 그들이 원하는 것은 집인 간으로 되돌아가는 것뿐이다. 버림받은 아이들의 소망처럼 말이다. 형제자매인 HDL이 데리러 오기는커녕 버림받은 LDL이 점점 많아지고 있다는 사실을 깨달아야 한다. LDL 분자를 데리고 올 HDL 분자를 간에서 급파할 수 없게 되면 간 세포막에 있는 HDL 수용체는 수적으로 더욱 감소한다. 이로써 상황이 더 악화되거나 심지어 위험상 콜레스테롤과 친구가 되자.

태에 이르기도 한다. 간세포는 이렇게 말한다. "HDL 분자가 하나
도 없는데 그들을 위한 출입구가 무슨 필요가 있겠는가?" 이 말은
곧 혈액에 돌아다니는 LDL 분자를 간으로 데려오는 능력이 심각
하게 저하되면서 LDL 콜레스테롤 분자가 혈액에 계속 축적된다는
의미다.

　이것이 바로 콜레스테롤 문제이다. 이러한 문제가 있는 사람들
은 다음 두 가지 사항을 고려하여 문제를 해결해야 한다.

1) 콜레스테롤이 풍부한 음식을 줄인다. 포화지방이 함유된 모든
　 동물성 지방이나 햄버거, 핫도그에 슬쩍 들어있는 동물성 지
　 방은 피하자. 튀긴 닭고기의 껍질은 몸에 가장 안 좋은 콜레스
　 테롤 덩어리다. 파스타, 피자, 흰 빵과 같은 정제된 탄수화물
　 은 먹지 않도록 한다. 설탕은 더욱 해로우니 아예 슈퍼마켓 선
　 반에서 꺼내지도 말자. 왜냐하면 신진대사를 통해 정제된 단
　 음식에서 콜레스테롤을 만들어내기 때문이다. 식단을 전 곡류

제품과 콜레스테롤이 없는 식물성 기름이나 지방으로 대체할 필요가 있다. 아보카도는 대체식품으로 아주 좋다.

2) 간이 HDL 분자를 더욱 더 많이 생성할 수 있도록 돕자. 레시틴, 특히 고농도 포스파티딜 콜린을 함유한 콩류 레시틴이 훌륭한 영양 보조제다. 비타민C 또한 콜레스테롤 수치를 떨어뜨리는 데 매우 중요하다. 배고픔이 엄습해오면 신선한 과일을 간식으로 먹는 습관을 갖자. 아침식사로 과일을 먹는 것은 콜레스테롤과의 한판 싸움을 위한 좋은 출발이다. 2시간이 지나면 다시 배가 고프겠지. 좋은 징조다. 그러면 버터를 약간 바른 곡류 빵 한 조각에 치즈(희고 부드러운 치즈가 가장 좋다)나 저지방 육류, 훈제 연어, 껍질 없는 순살 닭고기 등을 곁들인다.

85. 고혈압과 동맥경화

정원에 있는 호스를 가져와 물을 틀어보자. 물이 졸졸 흘러나올 것이다. 이번엔 호스의 입구를 좁혀보자. 그러면 물은 높은 압력 때문에 세게 뿜어져 나올 것이다.

혈압도 이와 똑같이 작용한다. 혈관, 특히 동맥이 좁아지면 혈압이 올라간다. 즉, 동맥경화가 혈관을 막는 원인이 되어 결과적으로 고혈압을 가져오는 것이다. 실제 동맥경화가 고혈압의 주 원인 중 하나다.

동맥 내부의 민감한 막인 내피는 중요 영양소가 결핍되면 약해진다. 더구나 스트레스를 받으면 단백질, 미네랄, 비타민이 다량 필요하다. 이제 이 얇은 막이 약해질 대로 약해지면 앞에서 이미 기술한 바 있는 호모시스테인 같은 분자에 의해 쉽게 손상된다. 혈관은 일단 내피층에 미세한 파열이라도 생기면 세포를 다른 형태로 변형함으로써 이에 반응한다.

다시 말해 혈액은 파열된 곳을 치료하기 위해 응고된다. 혈액응고 성분인 섬유소가 축적되면서 당 물질인 사카라이드의 신진대사

혈압을 낮추는 데는 야채를 많이 먹고
충분한 휴식을 취하는 것이 가장 좋다.

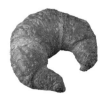

가 균형을 잃고 만다. 근육과 결체조직세포가 콜라겐을 더 많이 생
성하면서 급증식하고 혈액 단백질과 산화된 콜레스테롤이 이렇게
축적된 물질에 달라붙는다. 마지막으로 칼슘이 이에 합세하여 결
정체를 형성한다.

동맥이 좁아지고 혈압은 높아진다. 여기에 박테리아는 이 괴사
성 지질 부산물을 이용하여 체내에 정착한다. 이 박테리아의 침입
으로 병이 더욱 악화된다.

이를 경고하는 일반적인 증상으로는 가슴뼈 아래 부분에 심한
통증을 느끼거나 때로 왼쪽 팔에 통증을 동반하기도 하며 많은 땀
을 흘리기도 한다. 심근력의 거대한 압력 때문에 모세혈관이 파열
되는 심장마비(심근경색)가 일어날 수도 있다. 그러면 심장 조직의
일부가 순식간에 괴사하는데 이는 생명을 위협하는 아주 위험한
상황이다. 이런 파열과 출혈은 뇌에서도 일어나 뇌졸증을 가져오
기도 한다.

혈압을 낮추는 것이 중요하다. 무엇보다 소금을 향신료나 양념

용 식물로 대체할 필요가 있다. 소금은 많은 물이 함유된 나트륨 입자인 염화나트륨이다. 따라서 소금기 많은 식사를 하고 나면 혈액량이 늘고 혈압이 높아질 것이다.

빈뇨의 횟수가 줄어든다거나 빈뇨욕구가 줄어든다면 이를 의심해보아야 한다. 나트륨으로 인해 혈관벽은 팽창하고 동맥은 수축하게 되어 혈압이 더욱 높아진다. 야채류와 콩류에는 칼륨이 풍부한데 이 칼륨은 나트륨의 천적으로 체내에서 수분을 빼내 혈관을 확장시켜 준다.

적당한 지구력을 필요로 하는 스포츠, 예를 들어 자전거 타기, 걷기, 수영 등은 혈압을 낮추는 데 도움이 된다. 하지만 역도나 등산, 단거리 달리기 등의 운동은 오히려 해가 될 수 있다.

무엇보다 스트레스를 줄여야 한다. 스트레스는 세포에 있는 아드레날린 수용체를 자극하여 고혈압에 지대한 영향을 준다.

만일 표준체중 이상이라면 몸무게를 줄여야 한다. 고혈압과 비만은 매우 밀접한 관계가 있다. 초과된 체조직에 혈액과 영양소를 공급하려면 심장이 더 활발히 일해야 하기 때문이다. 또한 비만은 당뇨를 가져오므로 고혈압에는 또 하나의 위험요인이 될 수 있다.

흡연도 혈관을 수축시켜 결과적으로 혈압을 증가시킨다.

86. 저혈압 : 혈압이 너무 낮을 때

　심장 수축성 혈압이 남자의 경우 110 이하로 여자의 경우는 100 이하로 떨어지면 피로감이나 어지럼증, 원기부족, 신경불안, 손발 차가움 등의 증상이 나타난다. 혈압검사에서 두 수치 중 큰 쪽이 최고혈압으로 심장이 수축될 때의 압력을 나타낸다.

　저혈압은 고혈압만큼 위험하지는 않다. 그러나 저혈압 또한 심박동을 빠르게 하거나 몸을 쇠약하게 할 우려가 있다. 그래서 가끔 저혈압이 있는 사람들은 매우 우울해 한다. 남들은 다 있는데 나만 없는 듯한 부족감을 느낀다. 또 때로는 적극적인 삶을 살고 있지 못하다는 느낌도 받는다. 마치 혼자 옆으로 물러나 앉아 남들이 늘 즐거워하는 모습을 물끄러미 바라보는 사람과 같다.

　그렇지만 저혈압이 있는 사람들에게 유리한 점도 있다. 경계심과 집중력을 높여주는 교감 신경계를 자극함으로써 낮은 기본수치의 혈압을 다소 높게 상승시킬 수 있고, 그 순간을 이용하여 창조성을 발휘할 수도 있다. 예술가나 연예인, 또는 운동선수들이 저혈압으로 고생하는 일이 많지만 작업 활동이나 공연, 경기 중에는 혈

비결 86

소금이 함유된 음식을 먹고 물 종류를
많이 마시는 것이 효과적이다.

압이 상승하여 호르몬과 신경전달 물질을 충분히 자극한다.

저혈압은 심각하게 걱정할 필요는 없다. 저혈압 환자는 고혈압
환자들이 흔히 겪는 수면문제가 별로 없다. 사실, 저혈압은 적어도
일시적으로나마 조절이 가능하고 쉽게 치료할 수 있다. 저혈압 환
자들에게는 음식에 소금을 더 첨가할 것을 권한다. 소금에 있는 나
트륨 성분이 물과 결합하여 혈액량을 증가시키므로 약간이나마 혈
압이 상승한다. 소금은 또한 혈관을 팽창시키고 동맥과 정맥은 수
축시켜 혈압을 자극하기도 한다. 야생동물은 가끔 혈압이 생리학적
요구와 일치하지 않으면 본능적으로 소금을 찾는다.

물을 마시면 혈액량이 늘고 혈압이 상승하므로 특히 저혈압 환
자들은 물이나 차, 과일주스 등 액체 성분을 더욱 많이 마셔야 한
다.

가끔 저혈압 환자들은 정오 직전이나 오후에 까닭모를 허약증세
를 느낀다. 물이나 혈액량의 부족으로 이러한 현상이 일어날 수 있
는데 소금 성분이 든 음식을 먹거나 광천수를 큰 잔 하나 가득 마

시면 5~10분 이내에 허약증세를 툴툴 털어내고 원기를 회복할 수 있을 것이다. 저혈압이 있는 사람들에게 탁월한 음료는 소금을 넣은 야채주스다. 또한 차가운 물로 샤워를 한다거나 가벼운 옷차림으로 집을 나가는 것도 권할 만한 방법이다. 한기를 약간 느끼는 상태에서 활기차게 걷거나 달리면 몸이 따뜻해진다. 운동과 육체 활동 또한 매우 효과가 좋다.

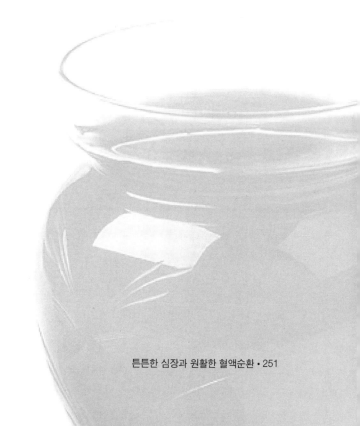

87 정맥을 소홀히 해서는 안 된다

    혈관이 좁아지는 것이 동맥의 주요 문제라면 정맥의 주요 문제는 혈관이 넓어지는 것이다. 정맥은 결체조직과 근육에 조금만 힘을 주어도 쉽게 늘어날 수 있다. 정맥의 얇은 벽은 더 얇아지고 세공이 많아진다. 그러면 혈액이 혈관 벽에 있는 미세한 구멍으로 스며드는데 더 정확하게 표현하자면 정맥의 약한 벽은 마치 커피 필터처럼 작용해 혈액의 액체성분이 스며드는 것이다. 이것이 이른바 황백색 혈장이다.

    그러한 일출(溢出)의 결과가 특히 손가락 관절 위에 생기는 부종, 그 외에도 손목 위나 눈 밑과 같은 부위에 생기는 부종인 것이다. 또 다른 증상으로는 몸이 조직 내에 축적되어 있는 물을 제거하려고 애쓰기 때문에 지나치게 많은 양의 땀을 흘린다. 과다한 양의 물은 주로 신장과 방광을 통해 배설되는데 정맥이 약하면 체내에서 약간의 혼동을 일으켜 배뇨시 통증이 있거나 소변을 충분히 배출하지 못해 생기는 배뇨곤란 문제 등으로 고생하게 된다. 더 나아가 방광과 요도가 세균에 감염되어 염증이 생길 수도 있고 요로를 내려가면서 칸디나 효모가 침입할 수도 있다.

이러한 문제는 모두 우리가 정맥을 소홀히 한 데 그 원인이 있다. 정맥 벽을 조여주고 강하게 해주면 문제는 해결된다. 거기에 영양을 충분히 공급해 주면 그만이다. 정맥에는 특히 2가지 물질이 필요한데 비타민C와 생체 플라본류인 루틴이 그것이다. 둘 다 식물의 맥관을 강화시키는 물질로 우리가 이 식물을 섭취하면 자연히 우리 몸속에 들어가 정맥을 강화시킨다(물론 정맥을 강화시키는 일만 하는 것은 아니다). 식물이 살기에 적합하지 않은 환경일수록 맥관에는 더욱 더 많은 루틴이 농축되기 마련이다. 그러므로 메밀에 루틴이 풍부한 것도 그리 놀랄 일이 아니다. 메밀은 다른 식물이 도저히 살 수 없는 곳, 이를테면 러시아의 툰드라 지대나 안데스 고원지대에서도 살 수 있다.

루틴과 그 밖의 정맥을 조여주는 생체 플라본류는 메밀뿐만 아니라 감귤류, 과일, 건포도, 딸기류 등에 농축돼 있다. 생체 플라본 복합체나 루틴 단일제는 약국이나 건강식품점에서 구입할 수 있다. 비타민C는 모든 과일과 야채에 들어있다.

걷기는 정맥을 강하게 하지만 서 있는 자세는 정맥을 손상시킨다. 비타민C와 생체 플라본류가 풍부한 음식을 가까이 하고 규칙적인 운동을 생활화하면 정맥이 좋아할 것이다.

비결 87

규칙적인 운동을 하고 루틴과 비타민C를 충분히 섭취하면 정맥이 늘어나는 것을 막을 수 있다.

88. 정맥류성 정맥이 있어서는 안 된다

정맥류성 정맥은 정맥 벽이 얇고 약한데 과중한 압력이 그 정맥 벽을 누를 때 생긴다. 주로 하루 종일 선 자세로 일을 하거나 과다 체중(가령 임신중일 때)일 때 일어난다. 대개는 다리 정맥에 많이 발생하는데 그것은 가해진 압력으로 인해 다리에서 심장으로 흐르는 혈액의 역류 기능이 원활하게 이루어지지 않기 때문이다. 심장으로의 역류를 조절해주는 정맥 벽이 충분히 닫히지 않아 정맥혈이 혈관의 작은 주머니와 방으로 새어 들어간다. 이내 불룩불룩 아치형 모양의 방들이 줄지어 나타나 보기 흉하고 바람직하지 않은 정맥류성 정맥을 형성한다. 이로써 허벅지나 종아리 부위의 정맥에는 파열이 거의 없어도 뜻하지 않게 멍이 생기는 것이다.

정맥이 막히면 정맥혈은 심장으로 돌아가는 우회로나 통로를 찾는다. 그래서 원래 다리 정맥 부근의 피부를 통해 흐르던 피 가운데 많은 양이 이제 내부정맥을 통해 가는 길을 찾는다. 이는 많은 양의 정맥혈이 죽은 정맥에 빠져들어 더 이상 혈액순환에 참가하지 못한다는 뜻이다. 이렇듯 죽은 피가 때로는 갈라진 틈에 1리터나 찬다. 그로 인해 순환능력이 약해지고 모든 세포에 영양공급이 제대로 이뤄지지 않는다.

더구나 정맥이 파열될 위기에 처해있기 때문에 생체기관은 저마다 경보종을 울려댄다. 그러면 많은 양의 응고 성분이 손상된 부위로 몰려가 파열된 곳을 치료한다. 응고 성분 중 하나인 섬유소가 정맥류성 정맥 부근의 조직 내에 농축되고, 산화되어 고약한 악취가 나는 지방과 콜레스테롤 물질이 이 응고과정에 합류한다. 이로 인해 우리 몸은 섬유소 생성활동이 저하되면서 혈전이 생길 위험이 있고, 또한 정맥은 완전히 차단될 위기에 처한다. 섬유소와 지방이 점차 쌓여 굳어지면서 다리 부위가 보기 흉할 정도로 진한 노란색이 된다.

비결 88

정맥류성 정맥에는 매운 음식이 좋다.

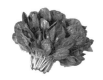

정맥의 회복은 장에서 온다. 그러므로 섬유소 생성 음식을 많이 먹으면 좋다. 마늘, 양파, 후추, 파프리카, 칠리, 파 등이 혈류를 도와주며 섬유소로 응고된 혈액을 용해한다. 맵고 양념이 된 것은 무엇이든 정맥에 좋다는 사실을 알아두자. 허브, 겨자, 생강, 서양 고추냉이, 무, 산파 등도 또한 정맥에 좋다.

다리를 편하게 하고 쉬는 동안은 다리를 올려놓도록 하자. 운동 또한 많은 도움이 될 것이다. 운동을 하면 다리의 "죽은" 피가 다시 흐르게 되고 정맥 조절장치가 제 기능을 찾을 것이다.

89. 혈류를 촉진하자

비결 88에서 섬유소 생성활동을 도와 혈액순환을 자극하는 데 어떤 음식이 좋은지 알아보았다. 그 외에도 혈액량을 증가시키고 심장과 혈관 등의 혈액순환과 관련된 기관과 조직에 영양을 공급해 주는 음식도 있다.

매운 양념용 식물에는 모두 알칼로이드(식물염기)가 함유되어 있어 인류가 감히 이 지상낙원에 첫 발을 내딛기 수억 년 전부터 자연이 처방한 치료약이었다. 자연은 붉은 고추 양념을 만들어 유해한 미생물이나 기생충, 박테리아로부터 우리 몸을 보호하고 또한 새나 뱀, 곤충, 벌레 등도 막아준다. 울새나 풍뎅이류는 매운 양념이 가미된 식사는 좋아하지 않는다. 반면 야생 동물들은 세균에 감염되었거나 혈액순환이 원활하지 못해 병이 나면 본능적으로 병을 물리칠 매운 음식을 찾아 나서게 된다. 매운 음식이 수천 년을 만병통치약으로 사용되어 왔다는 것은 그리 놀랄 일이 아니다. 자연이 처방해 준 최고의 약 중 하나가 바로 초다. 사과나 포도가 땅에 떨어지면 그 안에서 당분이 발효하여 알코올 성분으로 변한다.

비결 89

혈류를 자극하는 데는 초가 가장 좋다.

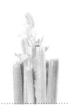

며칠 지나면 초의 세균이 알코올을 초로 변화시킬 것이다. 여기에는 자연의 특별한 의도가 숨어있다. 자연은 오로지 염색체와 유전자만을 가장 귀하게 여긴다. 그래야 종족이 번식할 수 있기 때문이다. 사실 자연은 과일의 육질이 어떤지에는 별로 관심이 없다. 과육은 그저 씨나 과실의 인에 영양을 공급하기 위한 것일 뿐이다. 씨와 과실의 인이 있어야 또 다른 사과나무나 포도 넝쿨이 생겨날 수 있기 때문이다.

자연이 초를 만들어내는 이유가 여기 있다. 사과나 포도가 떨어져 과육이 썩으면 모두가 혈안이 되어 덤벼든다. 새는 날카로운 부리로, 쥐는 날카로운 이빨로 마구 쪼아 댈 것이고 곤충이며 개미, 갑충류, 벌레, 요충, 나비, 심지어 가장 작은 생물인 박테리아, 바이러스, 기생충, 진균류, 기타 미생물까지도 썩은 과일을 이용하려 앞을 다툴 것이다. 자연은 이런 욕심꾸러기 작은 동물들이 놀라 달아나게 함으로써 귀중한 씨와 인을 구하려 했다. 그래서 과육 안에 하루하루 더 산성이 강해지는 초를 만든 것이다.

수천 년 동안 초의 산성은 혈액순환을 원활하게 해주는 최고의 가정상비약이었다. 하지만 할아버지, 할머니들은 이런 주의를 주시곤 했다. "초는 피를 너무 묽게 만든다." 맞는 말이다. 냉장고가 없던 그 시절에는 가능한 얘기다. 야채나 계란, 버섯, 고기와 같은 음식 재료들을 기나긴 겨울 동안 식구들에게 먹이려면 초를 사용해 보존하는 길밖에 없었다. 그러므로 건강에 해로울 만큼 많은 양의 초를 먹었던 것이다. 샐러드 드레싱을 할 때나 양념을 할 때 식초를 좀더 많이 사용하는 것이 건강에 좋다. 케찹, 인도의 조미료인 처트니, 즙, 마요네즈, 겨자 등에도 초가 들어있다. 절인 양파, 오이, 콩, 토마토, 당근, 셜롯(골파류, 파의 일종으로 양파와 비슷하게 생긴 잎줄기 채소. 달걀 모양의 작은 비늘줄기에서 길고 가느다란 잎이 난다.), 꽃양배추, 버섯, 심지어 호박이나 서양자두도 혈류를 자극하여 혈액순환을 돕는다.

90. 혈액순환을 도와주는 또 다른 방법

찬물로 샤워를 하면 혈액순환에 도움이 된다. 그것은 맨몸에 갑자기 닿은 찬기가 순환을 자극하기 때문이다. 침입한 냉기를 밀어내기 위해 몸 안의 따뜻한 피가 피부세포로 몰려든다. 찬물과 더운물을 번갈아 사용하여 샤워를 하거나 사우나를 해도 똑같은 효과를 볼 수 있다.

운동 또한 혈액순환을 도와주므로 운동을 많이 할수록 좋다. 올바른 운동방법을 따르면 세포는 신진대사를 최대한 촉진한다. 달리기, 자전거 타기, 걷기, 수영, 스트레칭 등으로 혈액순환이 활발해 지면 세포에 충분한 영양공급이 가능하다. 운동을 할 때면 특히 근육과 심장에는 산소와 비타민, 미네랄, 단백질, 기타 여러 가지 영양소가 충분히 들어있는 최적의 혈액이 필요하다.

동물성 포화 지방산을 피하고 어류나 식물에 들어있는 오메가-3 지방산으로 대체하자. 오메가-3 지방산은 또한 섬유소 생성에 효과적이고 혈소판이 서로 달라붙지 않도록 해준다. 해안에 사는 사람처럼 생선을 많이 먹는 사람들에게는 심장마비나 정맥 혈전증 등이 거의 나타나지 않는다는 사실만 봐도 오메가-3 지방산의 효과를 잘 알 수 있다.

《원활한 혈액순환을 위한 30일 프로그램》

✤ 정신적, 육체적 건강을 위해 혈관을 잘 조절하자.

✤ 몸에 좋은 음식을 섭취하면 식후 2시간만 지나도 혈구계산치가 좋아질 것이다.

✤ 콜레스테롤에 대해 좀더 잘 알면 콜레스테롤 문제를 해결할 수 있다.

✤ 고혈압과 싸울 수 있는 최대 무기는 야채와 과일, 수면과 휴식이다.

✤ 저혈압과 싸울 수 있는 최대 무기는 소금과 체액이다.

✤ 약하고 세공이 많은 정맥은 비타민C와 루틴으로 메우자.

✤ 매운 향료를 넣은 음식과 식초가 혈액순환에 도움이 된다. 또한 이들은 정맥상의 모든 질병과 정맥류성 정맥, 멍 등을 예방한다.

✤ 혈액순환이 더 잘 되길 바라는가? 식물이나 어류에 들어있는 오메가-3 지방산을 이용하자. 찬물과 더운물로 번갈아 가며 샤워를 하거나 운동을 하는 것도 효과 있다.

비결 90

찬물로 샤워를 하자. 그리고 오메가의
힘을 이용하자.

THE
WONDERLAND
OF OUR
ORGANS
AND OUR
DIGESTION

....

우리 몸의 기관과 소화계,

그 놀라운 세계

91. 우리 몸의 장과 건강

입과 위, 장은 모두 음식물이 지나가는 통로이다.

물, 비타민, 미량원소, 미네랄, 지방산, 아미노산, 포도당 등이 장에서 온몸으로 급송된다. 이러한 영양소가 정신적·육체적 건강 상태를 결정한다.

우리가 몸에 좋은 음식을 많이 먹고 소화를 잘 시킬수록 70조에 이르는 세포에 영양공급을 더 잘 할 수 있다. 요컨대 장이 건강해야 몸이 건강한 것이다. 하지만 건강한 장을 만들기는 쉬워도 이미 약해진 장을 회복하기는 어렵다.

장은 나무의 뿌리에 비유할 수 있다. 다만 차이가 있다면 우리 인간은 두 발로 걸어 다닌다는 것뿐이다. 이처럼 나무와 별 차이가 없는데도 우리가 먹고 마시는 음식은 자연산이 아니다.

땅에서 자연물질을 취하는 나무처럼 우리도 자연식품을 먹어야 한다. 소프트 드링크, 탄산음료, 햄버거, 전자레인지 요리식품, 핫도그, 사탕류 등은 자연식품이 아니다. 결코 장이 기대하는 음식이

비결 91

소화계는 몸에 좋은 자연식품이 들어오면
아주 기뻐한다.

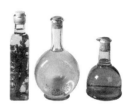

아니다. 지금까지 우리가 얼마나 장을 실망시켜 왔는지 한번 생각
해 보면 수많은 세월이 흐른 이제야 장에 대해 소홀하고 무심했던
지난날을 후회하게 된다.

　그러나 장만 그런 것이 아니다. 모든 기관이 다 우리의 건강을
위해 필사적인 노력을 다하고 있다.

　전혀 요리되지 않은 야채와 같은 그런 자연식품의 잔해가 장에
이르면 장과 세포가 얼마나 좋아하는지 우리가 너무도 몰랐던 것
이다.

92. 위는 많은 일을 한다

우리가 먹은 음식물은 그다지 쉽게 분해되지 않는다. 그것은 요리를 해보면 잘 알 수 있다. 고기를 삶으려면 몇 시간, 아니 어쩌면 하루 종일 걸릴 수도 있다. 그래도 그 안에 들어있는 아미노산은 여전히 덩어리로 뭉쳐 있을 것이다. 하지만 가능하면 빨리 음식물을 가장 작은 입자인 기초 단백질로 분해하는 것이 중요하다. 그렇기 때문에 위는 위산을 분비하여 음식물을 이루고 있는 성분을 분해하는 것이다. 위산은 염산이며 건강한 사람의 위산은 양탄자에 구멍이라도 낼 정도로 강하다.

그 정도의 강산성이라면 혹시 위벽까지 태우지 않을까 걱정하는 사람도 있을 것이다. 그러나 걱정할 필요없다. 위벽에는 튼튼한 점막이 있으며 이 점막은 다소 두꺼운 편이고 더구나 점막의 내부 층이 알칼리성 점액으로 덮여있어 위산에 닿는 일은 없다. 화학시간에 배워 익히 알고 있듯이 알칼리는 산을 중화시킨다. 자연이 얼마나 훌륭한 방식을 도입하고 있는지 다시 한번 놀라지 않을 수 없다.

비결 92

레몬주스나 사과식초로 소화를 돕자.

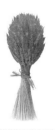

위는 긴 모양을 하고 있고 위산의 농도는 부위마다 상당히 다르다. 윗부분에서는 효소가 주로 탄수화물을 소화시킨다. 걸쭉해진 음식이 아래쪽으로 내려갈수록 위산은 더욱 강산성을 띤다. 그 이유는 아래 부분에서 음식물의 단백질 성분이 소화되기 쉬운 형태로 분해 되기 때문이다.

위산의 또 다른 중요한 기능은 바로 몸에 해로운 박테리아나 기생충, 진균류, 바이러스, 기타 음식물 속에 들어있던 나쁜 미생물들을 죽이는 것이다. 현미경으로 음식물을 보면 과연 어떨지 아마 상상도 못할 것이다. 그야말로 세균 천지다. 이러한 세균들은 위산이라는 장벽을 뛰어 넘으려는 야심으로 사기충천해 있다. 왜냐하면 일단 위산만 통과하면 좀더 알칼리 환경인 장의 소화즙에 이르기 때문이다. 장에 이르면 그들은 이렇게 말한다.

"오, 확실히 여기가 좋군. 천국이 따로 없네. 따뜻하지, 촉촉하지, 어둡지, 그러니까 어느 누구도 우릴 찾아내지 못할 거야. 그리고 무슨 영문인지는 몰라도 음식물이 계속 들어오잖아."

곧이어 세균과 기타 미생물은 여기에 정착하여 힘센 부락을 형성한다. 그리고 여기서 만족하지 않고 이제는 점막과 혈액을 통해 몸 구석구석에 침입하려 애쓴다.

35세 이상의 사람들이 많이 갖는 문제가 바로 위산부족이다. 이런 현상은 나이가 들수록 더욱 심해진다. 가장 손쉽게 할 수 있는 일은 식전에 약간의 레몬주스나 물에 탄 사과식초를 마시는 것이다. 이런 음료는 위 점막에 있는 세포를 자극하여 많은 양의 염산을 생성한다. 덧붙이자면 남쪽 지방 사람들이 전통적으로 생선에 레몬즙을 약간 뿌리는 것도 다 이런 이유 때문이다. 그들은 수천 년 동안 이렇게 해왔다. 우리가 알고 있는 생선의 맛을 좋게 하려는 이유 때문이 아니라 그렇게 하면 단백질이 더 잘 분해되기 때문이다.

93. 건강한 장은 아마존 밀림 같다

　현미경으로 보면 건강한 장의 점막은 아마존 밀림과도 같다. 융모돌기라고 하는 작은 타래들이 무수히 많고 장이 더 큰 표면을 덮을 수 있도록 주름지고 갈래갈래 갈라져 있다. 건강한 사람의 경우 장의 벽을 곧게 일직선으로 펴보면 표면 면적이 테니스장만할 것이다.　만약 이 사람이 몸에 좋은 블루베리 팬케이크를 먹는다면 걸쭉해진 팬케이크가 거대한 표면 위에 마치 웨이퍼의 얇은 막처럼 펼쳐질 것이다. 이렇게 해서 모든 영양소 분자들이 점막에 닿을 수 있고 이 점막을 통해 혈류로 미끄러져 내려갈 수 있는 것이다.

　단백질 분해효소인 프로테아제, 탄수화물 분해효소인 아밀라아제, 지방 분해효소인 리파아제 등 췌장의 효소가 소화 작용의 나머지 부분을 담당한다. 탄수화물은 쉽게 소화되는 반면, 단백질은 제일 미세한 기초 단백질인 아미노산 상태까지 반드시 분해되어야 하므로 위산으로 미리 어느 정도 소화시켜 주는 것이 중요하다. 이 단계를 거쳤으면 이제 충분한 양의 프로테아제가 있어야 한다. 위산과 췌장 효소가 부족한 사람들은 이런 일들을 만족스럽게 해내

비결 93

몸에 좋은 음식으로 장을 만족시키자.
그러면 우리를 소중히 여겨
정신적 · 육체적 건강을
유지시켜 줄 것이다.

지 못하므로 단백질의 완전분해가 어렵다. 분해되지 않은 단백질이 장의 끝부분에 이르면 썩기 시작하여 설사나 가스 참, 변비와 같은 소화기 장애를 초래한다. 더 심각한 문제는 70조 세포에 아미노산을 충분히 공급할 수 없다는 것이다. 그러면 세포 신진대사가 저하되고 그로 인해 만성피로, 신경쇠약 증상이 나타나며 심지어는 소심한 사람이 되기도 한다. 아미노산이 제대로 공급되지 못하면 체내의 기관들은 결체조직 내에 있는 아미노산이라도 집어삼키기 때문에 결국 결체조직이 무너지고 만다.

마침내 재앙이 시작된다. 부서지지 않은 커다란 덩어리의 단백질 분자를 점막을 통해 혈액 속으로 억지로 밀어낸다. 그러면 면역 물질들은 이를 침입자로 보고 싸움을 시작한다. 이것이 알레르기 반응으로 나타나는 경우가 있다. 혈액은 이런 쓸모없는 과잉 단백질을 피부를 통해 내보내려 한 것이다. 여드름, 습진, 기타 피부 문제가 이런 원인에서 생길 수 있다.

《불쌍한 미량원소》

❀ 비타민은 자연의 보고다. 왜냐하면 비타민은 죽은 미량원소나 미네랄도 조(助)효소를 만드는 데 사용하기 때문이다. 비타민이 음식물에서 빠르게 혈액과 세포로 운반될 수 있는 것도 바로 이 때문이다.

❀ 셀레늄, 망간, 구리, 아연, 철, 바나듐, 크롬, 요오드, 불소, 규소, 붕소, 기타 미량원소만으로는 위와 같은 일을 하기 어렵다. 미량원소에게 있어 시급한 것은 자신들을 운반해줄 아미노산이다. 미량원소는 스스로 점막을 통과할 수 없다. 아미노산이 있어야 혈액 속에 뛰어들어 미로를 따라 모든 세포에 이를 수 있다. 그러므로 단백질을 아미노산으로 분해하는 것이 무엇보다 중요한 것이다.

❀ 운반해줄 아미노산이라는 배가 없으면 미량원소는 매우 슬퍼하며 상심한다. "왜 배가 하나도 없는 거지?" 그들은 묻는다. "우리는 장의 윗부분인 이곳에서 계속 기다리고 있지만 아무리 기다려도 세포까지 태워다 줄 배가 오질 않네." 그러면서 슬픈 목소리로 "한 시간 전 우리의 형제자매인 비타민과 시금치 잎사귀에서 신진대사를 하며 놀던 때가 정말 즐겁고 좋았는데. 지금쯤 같이 놀던 비타민은 모두 이 사람의 체세포에서 우리를 기다리고 있겠지. 계속 놀기를 바라며 말이야. 하지만 그곳까지 데려다줄 배가 없으니 우리는 어쩌지?" 신세 한탄을 한다.

❀ 그 후 재앙은 일어나고 만다. 귀중한 미량원소들이 대변과 함께 배설되는 것이다. 이런 사람은 단백질 부족으로 고생할 뿐만 아니라 미량원소 결핍으로 인한 질병으로 고통을 겪게 된다.

94. 세포에 영양이 부족할 때

장은 야채를 무척 좋아한다. 감자, 곡류제품, 쌀, 샐러드, 콩류식
물, 버섯 등을 좋아한다. 장에 이런 음식을 공급해 주면 장의 점막
은 무성한 아마존 밀림처럼 건강하고 원기 왕성해질 것이다. 하지
만 정제된 식품이나 단 음식, 또는 고지방 패스트 푸드 따위의 영
양가 없는 식사를 하게 되면 점막은 빠르게 얇아지고 무게도 줄어
든다.

점막 내부의 층을 이루는 상피세포는 수명이 짧아 겨우 며칠이
지나면 죽고 만다. 그러면 새로운 세포가 그 자리를 대신한다. 장
이 건강하면 수명이 다 된 200g의 상피세포는 매일 쉽게 벗겨져
바로 소화된다. 쓸모없는 찌꺼기가 조금이라도 있으면 모두 배설
될 것이다.

하지만 형편없는 음식들을 주로 먹고 지나친 커피, 알코올, 흡
연, 마약 등에 의지하면 2~3주 이내에 장벽의 점막은 약해질 대로
약해진다. 반면, 2주 정도 영양가 있는 음식을 먹으면 몸 안에 아
마존 밀림을 만들 수 있다.

여기 한 병리학자가 손에 결장을 들고 있다고 가정해 보자. 그 결장이 건강한 것이라면 제법 무게가 나갈 것이다. 하지만 주인이 패스트 푸드만 먹고 살았다면 보기 딱할 정도로 가벼울 것이다. 상피층 부분 부분에 뿔 모양의 돌기가 솟아나거나 상피층이 죽으면 결장암이나 기타 질병이 발병할 확률이 높아질 위험이 있다. 이런 장을 가진 사람이 뒤늦게나마 몸에 좋다는 음식에 다시 의존해 보지만 때는 이미 늦었다.

점막의 기능이 현저히 저하되어 겨우 얼마 안 되는 양의 비타민과 미량원소, 기타 영양소만이 혈액에 이를 수 있다.

아침 9시, 체세포는 시계를 보며 말한다.

"자, 이 사람이 아침식사로 뭘 먹었는지 한번 볼까?"

혈액이 신선한 영양소를 가지고 도착하면 체세포는 주문을 한다. 혈액은 이렇게 대답한다.

"죄송합니다. 오늘은 망간이 없습니다. 그래서 비타민B6, 마그네슘, 메타이오닌을 바로 가져올 수가 없습니다. 우리가 제공할 수 있는 것은 다량의 나트륨과 약간의 비타민A, 셀레늄, 칼슘, 그리고 구리 정도입니다. 얼마 안 되는 철 부스러기는 이미 심장세포에게 주기로 약속했답니다."

체세포는 실망감을 감추지 못하며 말한다.

"어떻게 이럴 수 있죠? 이 사람이 정신적으로, 육체적으로 건강하도록 우리가 얼마나 열심히 노력했는데 어떻게 매일 이처럼 보잘것없는 식사로 우리를 대접할 수 있는 거죠? 은혜를 몰라도 유분수지."

세포가 제대로 된 식사를 원하면 기꺼이
그렇게 대접해 주자.

하루 종일 그들은 슬퍼한다.

"우리는 영양소가 필요해. 영양소가 필요하단 말이야."

얼마 후 혈액이 이렇게 대답한다.

"죄송합니다. 이 사람은 막 점심으로 핫도그와 피자 한 조각을
먹고, 거기다 콜라 한잔을 또 마셨군요. 그리고 오후에는 머핀 한
개와 아이스크림을 먹었군요."

모든 체세포를 관리하는 신진대사가 체념하듯 어깨를 으쓱해 보
인다. 곧 세포들도 체념하며 이렇게 말한다.

"잊어버리자. 이 사람에게는 다 쓸데없는 짓이야."

사태가 이쯤 되면 세포는 죽고 생물학적 시계는 빠르게 움직이
기 시작한다. 노화는 마치 한순간에 모든 것이 스쳐 지나가듯 눈
깜짝할 사이에 일어나고 만다.

95. 간 — 몸 안의 가장 거대한 공장

간은 대략 무게가 1.5kg 정도이며 체내의 가장 큰 선(腺)이자 내부 기관으로 복부의 오른쪽 상단에 위치해 있다.

간은 어느 기관과도 비길 데 없는 거대한 공장이다. 고용된 수많은 효소들이 하루 24시간 일한다. 제너럴모터스 자동차 회사 같은 거대한 조직체와 비교해 봤을 때 간은 천 배는 더 생산적이다. 차이가 있다면 간은 자동차를 만드는 것이 아니라 생체 기관에 필요한 필수물질을 생성해 낸다는 것이다. 담즙이 그 한 예이다.

또한 간은 포도당, 단백질, 비타민, 기타 많은 물질의 저장소 역할을 한다. 이런 이유 때문에 많은 양의 혈액이 간을 통과하여 흐르는 것이다. 그 중 30%는 대동맥에서 오고 나머지는 유독물질을 나르는 간 문맥에서 온다. 간은 해독과 정화작용을 한다. 장에서 생성되고 흡수된 독성의 혈액을 맑게 해준다.

미세한 간세포인 헤파토사이트는 극도로 민감하다. 그로 인해 간이 제 기능을 다하지 못하면 순식간에 심각한 병으로 이어지므로 간세포는 반드시 재생되거나 교체돼야 한다.

비결95

간은 엄마의 애정어린 보살핌을 갈망하는
아기와 같다.

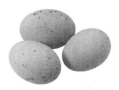

간세포는 몸에 나쁜 음식들과 환경오염으로 가득 찬 현 세계에
서 어떤 일이 일어나고 있는지 잘 알고 있다.

간세포는 예전 우리 선조들이 먹었던 자연식품을 원한다. 비옥
한 토양에서 자란 깨끗한 음식을 간절히 바란다. 약, 담배, 커피,
술, 과다지방은 간세포에게는 적이다.

간세포는 손상되기 쉽고 무방비 상태이므로 이런 물질이 들어오
면 잔뜩 겁을 먹는다. 마치 아무 힘없이 그저 엄마의 관심어린 손
길만을 갈망하는 아기와도 같다.

96. 신장에 대한 새로운 사실

신장은 주로 피를 걸러 유해물질이나 쓸모없는 물질은 배출하고 맑은 피만 순환계로 되돌려 보내는 일을 한다. 우리 몸의 기관들은 매우 복잡해 보이지만 놀랄 정도로 단순하게 중요한 기능들을 해 낸다. 물과 기타 액체는 음식물과 함께 들어와 신진대사의 결과로 남은 찌꺼기를 몸 밖으로 씻어 내리는 데 쓰여진다. 체액이 신장에서 방광으로 가면 그것이 바로 뇨(尿)가 된다.

이런 중요한 일을 잘 해내기 위해서 신장에는 네프론이라고 불리는 미세한 여과기가 2백만 개나 있다. 이 여과기 내에는 제각각 조절장치가 있어 지나가는 액체는 모두 철저히 검사한다. "아뇨, 지금 우리는 비타민C는 물론 B₂, 크롬, 페닐알라닌, 인, 나트륨 등도 필요 없어요. 방광에게나 주세요. 대신 철과 아연, 비타민K, 마그네슘, 칼륨 등을 보유해야 해요. 또한 아미노산인 글리신과 류신도 부탁해요." 이런 방법으로 신장은 생리학적으로 적당한 혈액농도를 유지하려 애쓴다.

신장은 크기가 다소 작은 편으로 무게가 겨우 160g 정도밖에 나

육식을 줄이고 물을 더 많이 마심으로써
신장의 기능을 돕자.

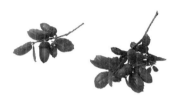

가지 않는다. 신장에서는 약간의 산성을 섞어 뇨를 생산한다. 뇨는
몸에 해로운 세균이나 진균류, 기타 병원성 미생물 등을 없애는 데
중요하다. 신장은 또한 체내 수분의 총량을 조절하고 혈액의 산비
균형을 맞춘다. 게다가 칼슘 신진대사나 적혈구 합성, 그 밖의 여
러 용도에 필요한 호르몬을 분비하기도 한다.

　단백질을 과잉 섭취하면 혈액 내에 뇨의 독성이 계속 남게 된다.
왜냐하면 미세한 신장단위세포인 네프론은 그 독성을 제거할 수
없기 때문이다. 뇨는 긴 각기둥 모양의 결정체를 쉽게 만든다. 그
모양은 현미경으로 보면 아름답지만 관절은 이를 썩 환영하지 않
는다. 관절 내에서 이 질소 함유 물질은 병을 가져와 고통을 안겨
줄 수 있다. 통풍(痛風)이 좋은 예이다. 매 시간마다 신장은 흐르는
혈액의 약 68리터를 통제한다. 신장에는 체액이 끊임없이 흘러야
그 기능을 다 할 수 있다. 그래야만 몸뿐 아니라 신장 자체에도 해
로운 물질을 모두 씻어 보낼 수 있는 것이다. 노화가 일어나면 신
장의 기능이 저하되므로 나이가 들수록 물을 더 많이 마셔야 한다.

97. 불쌍한 췌장

췌장은 우리 몸의 모든 기관 중 가장 겸손하여 불평하거나 다른 기관에 상처를 주는 일이 결코 없다. 언제나 책임감이 강하고 믿음직스럽고, 절대 주제넘게 나서는 일도, 남의 관심을 끄는 일도 하지 않는 이 작은 아이를 세상 모든 선생님들은 잘 알고 있다.

췌장은 크기가 겨우 16~20cm에 무게가 70~80g밖에 되지 않는다.

췌장은 이를테면 혈액과 같은 서비스 업종이 아니다. 말하자면 여러 가지 생산품을 만들어 내는 생산 공장이다. 날마다 산성이 전혀 없는, 알칼리 반응으로 질 좋은 소화액을 1리터 이상 생산해낸다. 췌장은 단백질 분해효소인 프로테아제, 지방 분해효소인 리파아제, 탄수화물 분해효소인 아밀라아제, 유전자와 염색체를 형성하는 데 필요한 핵산 분해효소인 뉴클레아제 등 소화효소도 생산한다.

췌장이 특히 중요한 이유는 표준 혈당량을 유지시켜 주는 두 가지 호르몬 인슐린과 글루카곤을 합성하기 때문이다.

췌장은 우리가 탄수화물을 섭취할 때 소화액 안에 인슐린을 분비한다. 이렇게 해야 분해된 포도당이 세포 안으로 운반될 수 있다.

우리가 머핀을 먹으면 혈당량이 증가한다. 인슐린이 혈당인 포도당을 세포로 운반하면 혈당량은 다시 떨어질 것이다. 우리 몸, 특히 뇌와 신경계에는 표준 혈당량을 유지하는 것이 매우 중요하다. 혈당량이 일정 수치 미만으로 떨어지면 뇌와 신경은 에너지원을 달라고 아우성들일 것이다.

좋은 엄마처럼 췌장은 즉시 다른 호르몬인 글루카곤을 생산하여 보내줄 것이다.

글루카곤은 간으로 달려가 포도당 저장소인 글리코겐의 문을 열어 많은 양의 포도당이 혈액을 다시 채우도록 할 것이다. 그러면 혈당량은 다시 증가한다.

인류가 존재하지 않던 그 수억 년 동안 동물의 췌장은 아주 평화롭게 살았다. 그러던 어느 날 설탕이라는 것이 나타났다. 거기에다 정제된 탄수화물이 국수며, 샌드위치, 피자, 햄버거, 모든 종류의 케이크와 쿠키에 모습을 드러냈다. 이는 곧 췌장이 한시도 경계를 소홀히 할 수 없게 되었음을 의미한다. 평화롭게 살던 시절은 영영 가버렸다.

베이글 한 조각을 먹으면 수십억의 인슐린 분자가 혈액 속으로 몰려든다. 혈당 수치는 올랐다, 떨어졌다, 경보종이 다시 울리고, 어쩔 수 없이 이 불쌍한 작은 췌장은 글루카곤 분자를 무더기로 합성해 낸다. 혈당이 오르고 뇌와 신경은 다시 생기를 되찾는다.

상황이 이러니 췌장은 전혀 쉴 틈이 없다.

비결 97

· 설탕은 이제 그만!
· 정제된 탄수화물도 이제 그만!
· 가엾은 췌장을 어여삐 여기자!

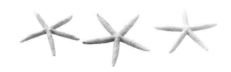

그러나 심장이나 위 등 다른 기관이 아프다고 통증을 호소하면 췌장은 한 마디 불평도 하지 않고 상처도 주지 않은 채 계속 묵묵히 일한다. 이렇게 수년을 살아왔다. 아니, 사실 수십 년을 살아 온 것이다.

이제는 너무 늦었다. 위장병의 일종인 속쓰림이나 피부병의 일종인 가려움증처럼 해가 없는 병도 있지만 췌장병은 아니다. 아무런 경고도 없이 불쑥 찾아온다. 한 번도 아프다고 불평한 적이 없는 사람에게 의사는 "암입니다"라는 진단을 내리곤 한다.

췌장암은 가장 치명적인 암에 속한다.

98. 면역체계로 튼튼한 요새를 만들자

"자연의 개념은 본질 면에서 매우 단순하다." 실로 맞는 얘기다. 그 중 가장 단순한 것이 바로 스트레스와 면역체계 사이의 균형이라 할 수 있다.

과중한 육체활동이나 사랑과 갈등에서 겪는 열정적이고 격한 감정의 분출 등이 모두 스트레스이듯 생각하고 행동하는 매 순간순간은 스트레스의 연속이다. 운전을 하고, 골프를 치고, 인근 슈퍼마켓의 할인행사를 생각하고, 봄맞이 대청소를 계획하고, 잠을 자고, 사랑에 빠지는(가장 큰 스트레스일 것이다) 등 우리가 무엇을 하든 스트레스는 있기 마련이다. 이 모든 종류의 스트레스는 강약에 관계없이 우리 몸의 세포를 공격한다. 체세포가 강한 면역체계로 보호받지 못하면 스트레스의 공격으로 인해 쉽게 약해지고 만다.

박테리아, 이물질, 정신적·육체적 고통 등으로 일어나는 스트레스가 우리 주변 곳곳에 존재한다. 배설뿐만 아니라 소화도 스트레스이며 심지어 허기를 느끼는 것조차 스트레스를 의미한다. 다음 여름휴가 계획을 열정적으로 짜 보는 것은 물론 지하실에서 다락방으로 할머니의 1톤 남짓한 무거운 옷장을 들어 올리는 것도 스트레스다. 이 모든 경우에 스트레스는 즉시 세포를 공격한다.

스트레스로부터 세포를 보호하는 것이 우리 인간과 모든 동식물이 살아남는 데 매우 중요한 일이다. 스트레스가 우리 몸의 세포에

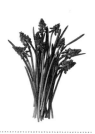

비결 98

면역체계에도 휴식이 필요하다.

해를 입히지만 않는다면 건강과 젊음을 유지할 수 있다. 이런 까닭에 우리는 능력 밖의 상황, 즉 우리 몸의 면역체가 감당하지 못할 일은 하지 말아야 한다. 그런 경우, 우리 몸의 면역체계는 더 이상 세포를 보호할 능력이 없어질 것이다. 결과적으로 면역체계는 유리기나 박테리아, 바이러스, 기타 해로운 물질에 대해 속수무책으로 있을 수밖에 없다.

면역체계는 구조는 복잡하지만 기본적으로 다음 4가지 중요한 성분으로 구성돼 있다.

1) 가슴샘은 면역체계의 중심부로 몸에 해로운 박테리아, 진균류, 효모, 바이러스, 기생충, 기타 여러 가지 미생물들이 모두 두려워하는 백혈구와 림프세포를 만든다. 가슴샘은 나이가 들면 수축하기 쉬우므로 영양 공급을 충분히 해 주어야 한다. 또한 과일에 많은 비타민C, 식물성 기름에 들어있는 비타민E, 모든

곡물에 함유돼 있는 셀레늄과 아연, 그리고 붉은색과 녹황색 과일과 채소에 풍부한 베타카로틴 등으로 잘 보호해야 한다. 약해진 가슴샘을 회복하려면 비타민A, C, E와 미량원소 셀레늄이 함유된 산화방지제를 복용하는 것도 권할 만하다.

2) 백혈구는 면역체계라는 집단에서 경찰의 구실을 담당한다. 이들은 신경친화성 백혈구, 산성친화성 백혈구, 염기친화성 백혈구, 단핵구(또는 림프구) 등 4개 그룹으로 나누어지는데 이들 모두가 몸 속 침입자들이 두려워하는 강력한 존재이다. 당연히 모든 미량원소와 비타민, 기타 영양소들이 있어야 이런 백혈구가 제 기능을 다할 수 있다. 그래서 올바른 영양섭취가 몸과 마음에 무엇보다 중요한 것이다.

3) 비장은 훌륭한 정화체계를 갖추고 있다. 무게가 150~200g 정도이며 낡고 손상된 혈구와 면역세포를 파괴하거나 대체하는 일을 한다. 또한 이물질을 빨아들여 파괴하기도 한다. 비장 또한 림프구를 만들어낸다.

4) 림프는 밝은 노란색의 액체로 혈액의 액상 성분인 혈장일 뿐이다. 림프는 미세한 모세혈관을 출발하여 간질성 유체나 림프로써 모이면 그때 림프관을 통해 흐른다. 림프는 유독물질과 병원균을 모아 림프절로 가져가 그곳에서 처리한다.

우리 몸의 간과 점막도 모두 이 면역체계의 공동망에 참여한다.

99. 본능 — 동식물에게서 배우자

　식물, 심지어 눈에 보이지 않는 잡초도 우리 인간보다 100배나 민감한 호르몬을 가지고 있다. 늦은 밤, 우리가 어둠 말고는 아무 것도 인식하지 못할 때 식물은 이미 태양으로부터 첫 번째 광자를 감지한다. 식물은 자신들 주변에 어떤 일이 일어나고 있는지 너무 나도 잘 "알고 있다." 눈도, 귀도 없지만 그들 곁에 어떤 식물이 자라고 있는지, 어떤 곤충이 다가오고 있는지 본능적으로 안다. 그래서 자신을 보호하기 위해 독을 뿜어낼지도 모른다. 식물은 온도변화를 1000분의 1도까지 감지한다.

　식물은 우리 인간보다 훨씬 뛰어난 감각을 가지고 있다.

　야생동물은 철저한 경계태세로 주위 세계를 바라본다. 한시도 방심하는 일이 없다. 순간순간을 수백만 가지의 육감에 의존하며 본능에 따른다. 고양이 한 마리가 두더지나 들쥐 하나 잡아볼까 하여 추수가 끝난 옥수수 밭을 어슬렁거리고 있다고 생각해 보자. 고양이는 본능적으로 수백 가지의 소리(바람 소리며, 새 소리, 벌레 소리)를 다 감지해내며 시각과 후각도 모두 동원한다. 고양이는 그

비결 99

감정과 본능의 문을 활짝 열자.

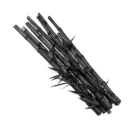

야말로 신나고 스릴 넘치는 매혹의 세계에 살고 있는 것이다. 절대 우리 인간의 삶과 바꾸고 싶어하지 않을 것이다.

아기들이나 자라나는 아이들의 세계도 이렇듯 모험으로 가득하다. 그러나 나이가 들수록 우리는 많은 규범과 기준으로 우리 자신을 규제하며 돌본다. 본능은 쓸데없는 것이며 심지어 바람직하지 못한 것으로 치부한다. 그런 식으로 우리는 어느 정도 누릴 수 있는 질적인 삶조차도 애써 거부하고 있는 것이다. 유전적으로 봤을 때 우리는 동식물처럼 이 세계를 신나는 곳으로 바라볼 수 있으며 자연의 공기도 한껏 마실 수 있다.

자, 우리는 어떻게 하면 될까?

- 보기에 작고 별것 아닌 것까지도 눈을 크게 뜨고 주의 깊게 바라보자. 데이지꽃의 멋진 꽃잎을, 무당벌레의 작고 귀여운 다리를, 밤하늘에 반짝이는 황금빛 별을 가슴에 담아보자.
- 야채가 지닌 다양한 맛과 향을 다시 한번 느껴보자. 아마 우리

는 매일 똑같은 맛의 짜고 기름기 많은 음식 혹은 단 음식에 너무 길들여져 있는지도 모른다.

– 허브 향을 즐기자. 요리할 때 양념으로도 사용해 보자.

– 자연의 소리를 듣자. 바람이 부르는 갖가지 노래 소리, 봄의 속삭임, 나뭇잎이 뒹구는 소리, 이 모든 소리에 귀기울여 보자.

– 태양이 질 때 붉게 물드는 노을, 태양이 자취를 감춘 후 바라보는 나무와 숲의 모양과 빛깔의 변화를 느껴보자. 그리고 묘사해 보자. 수확이 끝난 들판을 고양이가 그랬듯이 수만 가지의 매혹적인 감각을 모두 동원하여 거닐어 보자.

– 주변 세계에 더욱 더 많은 호기심을 갖자. 주변 사람들에게도 더욱 더 많은 관심을 갖자.

《건강한 기관과 완벽한 소화》

❈ 우리 몸의 소화계는 정제되지 않은 자연식품을 원한다.

❈ 식전에 레몬주스나 사과식초를 먹자. 정신적·육체적 상태에 기적을 일으킬 것이다.

❈ 최고의 자연식품을 세포에 공급하자.

❈ 간세포에 대해 조금 더 잘 알고 다루자.

❈ 하루에 0.5리터의 물로 신장을 건강하게 유지하자.

❈ 췌장을 위해서 당분과 정제된 탄수화물은 먹지 말자.

❈ 면역체계로 튼튼한 요새를 만들자.

❈ 감정과 본능에 충실하여 삶의 질을 높이자.

새 천년을 위한 혁신적이고

탁월한 영양 프로그램

행복과 아름다움,

그리고 건강을 향한 30일

미래를 약속하는

30일 프로그램에 참여하기

아주 쉬운 일이다

몸에 좋은 30가지 음식을 철저히 지키자

몸에 좋지 않은 30가지 음식을 멀리하자

《피해야 할 30가지》

- 정백분으로 만든 흰 빵과 베이글
- 설탕
- 케이크, 쿠키, 페스트리, 파이류
- 단 것, 사탕류
- 아이스크림, 퍼지(연한 캔디)
- 푸딩, 단 크림
- 파스타, 도정한 곡류식품
- 도정되어 윤기가 흐르는 백미
- 감자튀김
- 인스턴트 식품, 전자렌지용 식품
- 통조림 식품
- 방부제를 과다 함유한 식품
- 소시지와 핫도그
- 지방질 베이컨이나 햄
- 지방질 육류
- 가금류 (닭, 칠면조, 오리, 꿩
  등)의 껍질
- 간(일주일에 두 접시 이상)
- 다진 쇠고기
- 햄버거나 기타 버거류
  (야채버거 제외)

- 피자
- 지방질 마요네즈, 드레싱
- 지방질의 짠 소스
- 그릴에 구운 음식 및 바비큐
- 빵가루 입힌 육류
- 포테이토 칩, 바삭바삭하게
  구운 짠 과자류
- 커피(하루에 두 잔 이상)
- 알코올 음료
- 단 포도주, 혼합주
- 단 음료, 탄산음료, 콜라
- 과다 염분 식품

《몸에 좋은 30가지》

- 과일
- 샐러드
- 야채
- 콩류
- 버섯
- 감자
- 자연 쌀(현미)
- 모든 곡류제품(국수류)
- 달걀
- 우유
- 치즈 및 커드(응유 제품)
- 요구르트
- 버터
- 식물성 기름
- 견과류, 씨, 과일의 인, 밤
- 생선
- 새우, 참새우, 바닷가재
- 기름기 뺀 육류
- 가금류
  (닭, 칠면조류-껍질 없이 소량)
- 사냥한 고기와 사슴고기

- 기름기 뺀 베이컨이나 햄
- 두부
- 양념, 향신료, 허브, 식초
- 꿀
- 말린 과일
- 곡물로 만든 빵, 토스트, 바삭하게 구운 빵, 호밀흑빵
- 시리얼
- 물과 광천수
- 블랙 티, 허브티, 과일과 야채주스

《권장할 만한 아침식사 10가지》

1) 과일 몇 조각, 견과류, 씨, 크림 등을 곁들인 모든 곡류 시리얼. 꿀이나 시럽을 넣은 달콤한 음료나 오렌지주스

2) 버터 바른 호밀흑빵, 로스트비프나 냉육(요리하여 식힌 쇠고기-옮긴이), 오이피클, 커피나 차

3) 버터 바른 모든 곡류 베이글, 완숙 달걀 1개, 작은 토마토 1개, 올리브 10개, 염소나 양의 치즈, 오이 몇 조각, 캐러웨이(미나리 식물), 커피나 차

4) 따뜻하거나 뜨거운 우유 한 잔에 바나나 1개를 혼합하여 감미료로 시럽이나 꿀을 넣고 해바라기씨를 한 스푼 넣은 것

5) 모든 곡류의 토스트, 버터, 숙성되지 않은 치즈나 커드, 커피나 차

6) 잘 익은 아보카도 1개(반으로 잘라 씨를 빼고, 소량의 레몬즙을 골고루 끼얹어 후추를 쳐서 숟가락으로 떠먹는다), 커피나 차

7) 모든 곡류의 빵, 버터, 새우, 파인애플 한 조각, 망고 몇 조각, 커피나 차

8) 모든 곡류의 빵, 버터, 스크램블드에그 2개, 토마토 몇 조각, 소금, 후추, 오렌지주스

9) 버터에 튀긴 닭의 간, 소금, 모든 곡류의 토스트, 커피나 차

10) 모든 곡류의 베이글, 버터, 훈제 연어, 나도고수 향미료, 커피나 차

《권장할 만한 점심 요리 재료》

· 단백질 주 요리

고등어, 넙치, 연어, 청어, 대구, 송어 같은 냉수성 어류나 기타 생선류

새우, 참새우, 바닷가재

송아지 고기, 비프스테이크, 양고기, 어린양 고기, 간, 콩팥과 같은 기름기 없는 육류

사냥감 고기, 사슴 고기

닭, 오리, 거위, 칠면조

두부

· 비타민과 미네랄 음식

시금치, 브로콜리, 비트 잎, 당근, 검은 껍질의 서양 우엉, 양배추, 아티초크, 아스파라거스, 가지, 꽃양배추, 브뤼셀 싹, 콜라드, 근대, 파(양파의 일종), 완두콩, 콩, 편두, 콜라비, 토마토, 호박, 무, 셀러리, 소금에 절인 양배추, 순무, 케일, 양파, 마늘, 파프리카, 버섯, 꽃상추, 콘샐러드, 치커리, 상추 등의 녹색 샐러드

· 탄수화물 저장식물

감자, 현미(가공하지 않은 쌀), 마과식물, 옥수수, 고구마, 폴렌타 죽, 모든 곡류의 파스타

《권장할 만한 저녁식사 10가지》

1) 생야채, 완숙 계란, 참치, 호밀흑빵

2) 서양 고추냉이를 곁들인 훈제연어 필레, 모든 곡류의 빵, 버터

3) 송아지 고기 몇 점과 현미, 튀긴 토마토, 버터밀크

4) 구운 감자, 덜 숙성된 치즈

5) 튀긴 두부에 향신료를 넣은 크림소스, 모든 곡류의 토스트, 버터

6) 버터 바른 모든 곡류의 빵, 양파와 오이피클, 소금, 후추, 파프리카로 조미
   된 타르타르

7) 허니커드를 곁들인 모든 곡류 파이

8) 토마토(저민다), 나륵풀(차조기과 식물로 향료나 약용으로 쓰인다), 식초,
   식물성 기름을 넣은 모짜렐라와 모든 곡류 베이글

9) 양파와 파슬리를 넣은 토마토-콘샐러드에 신 크림, 레몬즙, 소금, 후추를
   넣어 만든 요구르트 소스, 버터 바른 모든 곡류 토스트

10) 저민 레몬을 얹은 구운 생선, 갖가지 신선한 샐러드, 이탈리안 드레싱,
    현미

《건강간식》

견과류, 씨, 과실의 인, 밤

말린 과일

바나나

지방을 뺀 베이컨과 바삭바삭 구운 빵에 멜론 몇 조각

덜 숙성된 치즈를 얹은 토마토, 모든 곡류 토스트

호밀흑빵, 완숙 계란, 무지방 마요네즈

꿀을 넣은 사과주스 한 컵

냉육 몇 점과 양파를 넣은 콩 샐러드, 모든 곡류 토스트

크림을 얹은 갖가지 과일 샐러드

으깬 당근, 식물성 기름, 레몬즙, 소금, 후추, 파슬리, 모든 곡류 토스트, 버터

으깬 사과, 계피가루, 꿀을 넣은 커드

버터, 저민 무, 소금, 파를 곁들인 모든 곡류 빵

30일 안에 10년 젊어지기
10 years younger in 30 days

초판 1쇄 인쇄일   2003년 12월 5일
초판 1쇄 발행일   2003년 12월 10일

지은이 | 클라우스 오버벨
옮긴이 | 이선영
펴낸이 | 이정옥
펴낸곳 | 평민사
         서울시 서대문구 남가좌2동 370-40
         전화 · 02-375-8571(代)   팩스 · 02-375-8573

인터넷 홈페이지 · http://www.pyungminsa.co.kr
이메일 주소 · pms1976@korea.com

등   록 | 제10-328호

 ISBN   89-7115-398-9   03510

  값   9,000원